徒手による筋機能マネジメント
筋肉テストブック

筋機能の診かた・トリガーポイント・内臓-体性システムの理解

著者
ハンス・ガルテン
Hans Garten

日本語版監修者
坂上 昇／中尾 陽光／下田 栄次

訳者
長谷川 早苗

ELSEVIER

Hackerbrücke 6, 80335 München, Deutschland
ISBN 978-3-437-58342-1
eISBN 978-3-437-18073-6
Alle Rechte vorbehalten
3. Auflage 2017
© Elsevier GmbH, Deutschland

This 3rd edition of Das Muskeltestbuch. Funktion – Triggerpunkte - Akupunktur by
Hans Garten is published by arrangement with Elsevier GmbH, Urban & Fischer Munich
This Japanese edition is published by GAIABOOKS Inc.

Fotos: Hans Garten, München; Michael Grobe, München; Ralf Kruse, München;
Bodo Mertoglu, München
Titelfotografie: Bodo Mertoglu, München

重要な注意事項

　あらゆる科学と同様、医学は絶えず進歩しています。医学の知見、特に治療法や薬物療法に関する知見は、研究と臨床により広がって拡大しています。本書で述べる用量や使用法は、**本書の完成時の医学的知見**と適合しているかを著者、編集者、出版社が仔細に確認しており、読者に信頼していただけるものです。

　ただし、用量や使用法の情報は、出版社が保証するものではありません。**薬を使用する場合**は、添付文書を詳細に調べ、必要があれば専門家に相談し助言を受け、そこで推奨された処方や注意された禁忌と本書の内容に齟齬がないかを確認してください。特に広く使われていない薬や新薬については、このような確認が重要です。**用量や使用法については使用者の責任となります。** 本書の誤りに気づかれた場合、出版社にお知らせくださるよう著者と出版社からお願いします。

　本書では登録商標マーク(®) を特に明示して**いません**が、これは商標が保護されていないということではありません。

　本書は細部まで著作権が保護されています。著作権法の定める範囲を超えた本書の利用は、出版社の同意がない限り、禁止されており違法です。特に、複写、翻訳、マイクロフィルム化、電子機器によるデータの取込み・加工などが該当します。

監修者序文

　本書は、原典では「Das Muskeltestbuch」と題した書籍であるが、単なる筋力テストのみの書籍ではない。筋力よりも筋機能を基準にした機能的な神経筋評価の実施方法を中心とし、当該筋の治療に関してもクイックリファレンスとして記述され、評価と治療を1冊にまとめて編集されていることが最大の特徴である。筋力の評価方法として、本邦においては最も基本的な評価方法として徒手筋力テスト（MMT）が用いられているが、本書は筋機能の評価方法を紹介しており、徒手筋力テスト（MMT）とは異なる部分が多く、著者の長年の臨床経験・臨床研究に基づくものであり、臨床的に非常に有意義である。

　本書の対象は、医師（整形外科、神経科、総合診療）、理学療法士、徒手療法士である。これらの職種が診療・評価及び治療に当たるには、身体の構造と機能をよく理解し、機能的な神経筋評価とそれを治療する能力が求められる。本書の内容は、筋肉（筋群）ごとに「解剖学」「作用」「テスト」「筋筋膜症候群」「よくある関連障害」「重要な関連要素」が述べられている。また、テストについてはカラー写真、解剖図・トリガーポイントと関連痛・神経リンパ反射点・神経血管反射点・経穴などは二色刷の図で紹介されている。先に挙げた治療者に求められる能力が網羅されており、その技術を習得するために最適の一冊である。

　臨床現場において、筋力があっても関節運動においてうまく力を発揮できない場面や、うまく動作につなげられない場面に遭遇することが多々ある。そのような患者に対しては、筋力だけの評価に留まるのではなく、筋機能を的確に評価し、うまく出力できるように治療することが重要である。本書が、筋機能不全を呈して活動制限や参加制約に陥っている患者の評価・治療に貢献できれば大変幸いである。

　解剖学や運動学の専門用語の使用に際しては、本邦における表現方法にできるだけ統一するようにして、その整合性を図った。しかし、他の成書で紹介されている治療手技などは適切に日本語に翻訳できないものもあった。また、欧州圏で用いられている病名についても、定訳や日本語で相当するものが見つからないものは直訳に留まった。

　最後に、本書の出版にご協力いただきました関係者各位に感謝いたします。

湘南医療大学

坂上　昇

第3版序文

　第3版は、内容の改良のほか、写真をカラー化し、判型をやや大きくして、さらに読者が利用しやすい1冊となった。機能的筋診断学であるアプライド・キネシオロジーは、有効な診断ツールとして、スポーツ医学、オステオパシー、徒手療法の分野に定着してきている。この発展に本書で貢献でき

たこと、そしてまた新たに貢献できることを読者と出版社に感謝したい。

ハンス・ガルテン

第1版序文

　本書は、整形外科、神経科、総合診療、理学療法、オステオパシーの日々の実践に向けて簡潔にまとめたクイックリファレンスである。

　徒手筋肉テストは機能的な神経筋評価であり、現代の機能検査には欠かせない要素である。このテストはアメリカでは物療医学の分野で古くから行われているが（Lovett and Martin, 1916; Kendall and Kendall, 1952）、ヨーロッパではそれほどの歴史はない（Janda, 1994）。それぞれの大陸で手法にやや違いが見られるものの、どちらもレベル分けして筋肉の「力」を表している。1964年にGoodheartが創始したアプライド・キネシオロジーは（Goodheart, 1964）、徒手筋肉テストを機能診断法としてもっとも洗練させたものだといえるだろう。テスト結果の評価は、筋力よりも機能を基準にしている。そのため、固有受容的機能を重視したプロフェッショナル・アプライド・キネシオロジー（PAK®）は、筋力喪失ではなく、継続的にスポーツに取り組んだことによる易損傷性や痛みなどの症状を主に扱うスポーツ医学でも、積極的に用いるべき診断法である。

　弱化した筋肉のトレーニングが意義と効果を有するのは、神経筋や固有受容器のコントロールに

問題がない場合だけである。これを証明するには、徒手テストで正常な反応があればよい。

　アプライド・キネシオロジーには、テスト結果が正常でない筋肉（抑制、低反応、または過剰促通、過反応）を正常化できる治療テクニックが多数ある。コンパクトな本書ではこうしたテクニックにごく軽くしか触れられないため、神経筋機能評価（NFA）の各書を参照願いたい（Garten, 2012; Garten and Weiss, 2007）。筋肉の解説は関連ごとにまとめ、ケースに応じて調べやすくした。重要な図版はそれぞれ見開きに収めた。

起始、停止、作用： これらの知識は、筋肉に動かされる部位を正しくポジショニングし、テストベクトルを正確に用いるのに欠かせない。

弱化の徴候： 筋肉の評価には、徒手テストだけでなく姿勢の分析も行う。

テスト： テストは患者が動くことで行う。検査者は患者に動きを説明しておく。写真の矢印はすべて患者の動きを表す。

内臓-体性システムの7要素： 運動神経支配と内臓-体壁の反射関係、前面と後面の神経リンパ反射、神経血管反射、関連栄養素、経絡や内臓との関係などがある。

瀉穴（セデーションポイント、S）：正常反応の確認のために記載している。

補穴（トニフィケーションポイント、T）：該当の経絡が虚の状態で抑制が生じている場合、補穴のセラピーローカリゼーションでテストする筋肉の機能的抑制が正常化する。

SRの所属：痛みや硬直はトリガーポイントだけでなく、脊椎性反射症候群（SR）のあるポイントやゾーンでも触診される。これはトリガーポイントと区別して診断する必要がある。

トリガーポイント：各筋肉でよく見られるトリガーポイントは、その近くにある経穴と関連する。痛みの伝達を図に明示している。

腱筋経絡、効果的な遠位穴：該当の筋肉に分節・位置的に関係する経絡の末梢の経穴を取り上げている。この遠位穴を介して、筋機能連鎖の全体に影響を与えることができる。こうした筋機能の観点から腱筋経絡とも呼ばれる。疼痛伝達のイラストに、効果的な遠位穴を示している。

ストレイン・カウンターストレイン：このオステオパシー的テクニック（参照：Garten, 2011, Jones, 1981）を行うポジショニングは記していないが、中程度に筋肉を短縮させたテスト肢位からその方法がわかる。そのポジションで筋肉を最大に短縮させればよい。

伸張テスト：これは筋肉の短縮や硬化を診断するものだが、テスト中にトリガーポイントからの疼痛伝達を誘発することもでき、筋筋膜やトリガーポイント関係の問題の診断を助ける。伸張テストのポジショニングは、スプレー＆ストレッチによる筋筋膜障害治療や等尺性収縮後リラクゼーションの場合と同様である。

等尺性収縮後リラクゼーション（PIR）：各筋肉に関して方法を記している。矢印はすべて収縮方向を表す。

ハンス・ガルテン

目次

監修者序文	iii	
第3版、第1版序文	iv	

1	はじめに	1
1.1	筋肉の機能と機能不全	1
	運動所見	1
1.2	治療面	6
1.2.1	自原促通	7
1.2.2	低反応筋の正常化	8
1.2.3	過緊張筋	10
1.3	まとめ	11

2	筋肉	13
	咀嚼筋群	14
	側頭筋	14
	咬筋	16
	内側翼突筋	18
	外側翼突筋	20
	舌骨上筋群	22
	顎二腹筋	22
	顎舌骨筋	24
	オトガイ舌骨筋	24
	茎突舌骨筋	25
	舌骨下筋群	26
	胸骨舌骨筋	26
	胸骨甲状筋	26
	甲状舌骨筋	26
	肩甲舌骨筋	26
	小指外転筋	28
	母趾外転筋	30
	長母指外転筋	32
	短母指外転筋	34
	内転筋群	36
	母趾内転筋	42
	母指内転筋	44
	腹筋群	46
	内腹斜筋	46
	外腹斜筋	46

腹直筋	50	
骨盤底筋群	54	
恥骨尾骨筋	54	
腸骨尾骨筋	56	
尾骨筋(坐骨尾骨筋とも)	56	
上腕二頭筋	58	
上腕筋	60	
腕橈骨筋	62	
烏口腕筋	64	
三角筋	66	
三角筋中部(肩峰部)	66	
三角筋前部(鎖骨部)	68	
三角筋後部(肩甲棘部)	68	
橈側手根伸筋(長・短)	70	
尺側手根伸筋	72	
指伸筋	74	
長趾伸筋	76	
短母趾伸筋	78	
長母趾伸筋	80	
短母指伸筋	82	
長母指伸筋	82	
橈側手根屈筋	84	
尺側手根屈筋	86	
小指屈筋	88	
短趾屈筋	90	
長趾屈筋	92	
深指屈筋	94	
浅指屈筋	96	
短母趾屈筋	98	
長母趾屈筋	100	
短母指屈筋	102	
長母指屈筋	104	
腓腹筋	106	
大殿筋	110	
中殿筋	114	
小殿筋	116	
薄筋	118	

ハムストリングス（大腿後面筋群）............ 120	仙棘筋系：腸肋筋 216
腸骨筋 124	頚腸肋筋 216
棘下筋 128	胸腸肋筋 216
手の骨間筋と虫様筋 132	腰腸肋筋 216
背側骨間筋 132	腸肋筋全体 216
掌側骨間筋 134	横突棘筋系：多裂筋 218
虫様筋 136	縫工筋 220
広背筋 138	前鋸筋 224
肩甲挙筋 140	ヒラメ筋 228
項部伸筋群 144	胸鎖乳突筋（SCM）............................. 230
項部伸筋群、後頭下筋群 148	鎖骨下筋 234
大後頭直筋 148	肩甲下筋 236
小後頭直筋 148	回外筋 240
上頭斜筋 148	棘上筋 242
下頭斜筋 148	大腿筋膜張筋 244
項部屈筋群（深層）.............................. 150	大円筋 246
内閉鎖筋 154	小円筋 248
小指対立筋 158	前脛骨筋 250
母指対立筋 160	後脛骨筋 252
長掌筋 162	僧帽筋 256
大胸筋鎖骨部（PMC）.......................... 164	僧帽筋下部（上行部）..................... 256
大胸筋胸骨部（PMS）と肋骨部............... 168	僧帽筋中部（横行部）..................... 258
小胸筋 172	僧帽筋上部（下行部）..................... 262
短腓骨筋、長腓骨筋 174	上腕三頭筋、肘筋 266
第三腓骨筋 178	横隔膜 270
梨状筋 180	頭蓋骨における神経血管反射点 274
膝窩筋 184	筋肉の神経リンパ反射ゾーン（前面）...... 276
方形回内筋 188	筋肉の神経リンパ反射ゾーン（後面）...... 277
円回内筋 190	腕神経叢と圧迫箇所 278
大小腰筋 192	腰仙骨神経叢と圧迫箇所 279
大腿方形筋 196	筋肉‐内臓（経絡）‐栄養素 280
腰方形筋 198	
大腿四頭筋 202	**略語** 282
菱形筋 210	
仙棘筋系と横突棘筋系 212	**参考文献** 283
仙棘筋系：最長筋 212	
頭最長筋 212	**筋肉索引** 285
頚最長筋 212	
胸最長筋 212	**領域による索引** 286
腰最長筋 214	

第1章

1　はじめに

1.1　筋肉の機能と機能障害

運動所見

　徒手筋肉テストを用いた運動検査が適応されるのは、筋肉の障害（損傷後を含む）、神経筋系の変性疾患、また四肢関節や軸器官関節の疼痛状態や「可動域制限」など一次的に炎症のない関節障害である。単シナプス反射を鑑別検査する神経学の拡張機能検査としても用いられる（Garten, 2012の第12章およびGarten, 2016の第2章・第7章を参照）。

筋機能障害

　固有受容器の障害、筋構造の障害、筋群の変性疾患は、一次的な筋機能障害（または「筋内障害」）ということができる。神経筋の反射弓およびその中枢系調節の領域に障害があるが、筋肉の構造（腱、錘内筋線維、錘外筋線維、固有受容器）自体に問題がない場合は、二次的筋機能障害といえる。「運動制御」に関しては、Garten（2012）の第12章を参照。

　二次的筋機能障害の原因は、末梢または中枢神経の圧迫（中枢系では椎間孔のあたり）、分節をまたぐ中枢性制御の障害である。さらに中枢性制御は反射現象の影響を受けるが、このメカニズムは部分的にしか解明されていない。内臓-体性反射は十分に研究されており、各内臓に対する筋肉が経験によって分類されている。これはオステオパシーから始まった。Chapmanは内臓機能を改善できる特定の皮膚・皮下ゾーンを発見し、記述した（Owens, 1937; Lines, McMillan et al., 1990）。対してGoodheartは、この「Chapman反射」によって特定の筋肉の機能が高い確率で改善したことを突き止めた（Goodheart, 1965; Goodheart, 1970）。以上の発見から、内臓-筋肉の割り当てが行われている。

　筋肉の現状の機能を把握した後に（本書はこの点に特化している）、機能的神経筋評価の診断法を用いて原因を求める必要がある。これには診断的誘発か診断的刺激（チャレンジ）を使う。詳しくはGarten（2012）に書かれている。基本文献を読んだ後、原因となる要素を確認、修正して治療にあたれるよう、本書では筋肉のとくに重要な関連要素をまとめている。

- 運動神経支配
- 内臓-体性反射に関係する分節
- 神経リンパ反射点
- 神経血管反射点
- 関連内臓
- 経穴の経絡
- 有効なことが多い栄養素

徒手筋肉テストの実行——
ごく短いまとめ

- アプライド・キネシオロジーの筋肉テストは、患者が動いて行う等尺性のテストである。患者が最大力を出せる必要がある。
- 等尺性収縮の最大力に達したら、検査者は一瞬ごくわずかに検査圧を強める（長くても1秒）。つまり、等尺性収縮を伸張性に変える。

2　　1　はじめに

- その間も患者がテスト肢位を維持するには、求心性感覚系と遠心性運動系および中枢性制御の正常な機能が必要である。こうしたシステムに障害があると、テスト結果に抑制として現れる。

実行

　テストする筋肉で動く四肢または身体部位を規定の開始肢位にもっていく。基本的には筋肉の起始と停止を寄せて、効率が最大になるポジションをとる。

　手で身体部位の遠位端にやさしく接触する。テスト時の疼痛誘発を避けるため、骨の隆起部に集中的に触れない。

　継続してかける抵抗に対して、患者が身体部位を最大力で押すまたは引く方向を説明する。

　かける抵抗は患者の力の増加に合わせ、テストを等尺性に保つ。

　力がこれ以上増えない、つまり患者が等尺性の最大力に達したと感じたら、一瞬ごくわずかに圧を高める。等尺性収縮が伸張性に変わり、テストする筋肉が延長して、関節の角度がわずかに動く。筋機能が正常であれば、患者はテスト肢位を保つことができる。

　筋機能が正常な場合、等尺性から伸張性収縮へ移行する際に硬く弾力のある形で「その状態に入る」のが感じられる。

筋肉テストの条件、エラー要因、注意事項
テストベクトルとテスト肢位をコントロールして主動筋を「分離」させる

- まず、各筋肉で特有のテストベクトルを厳守する。テストベクトルは、筋肉で動かされる身体部位が筋収縮時に描く弧にそって進む必要がある。患者が主に触覚で制御して正しい方向へ押せるよう、検査者の手は必ず明確に接触させる。四肢をつかむのではなく、手を平らにして接触するのがよい。

- テストする主動筋を優位にするには、筋長を最適に設定するのも役立つ。たとえば三角筋は、肩外転時、90°に外転させると最適に作用し、共同筋である棘上筋は最大30°にするのがよい。この角度の違いでテスト肢位が決まる。

- テスト中も、同じ筋肉で次のテストに移る際も、患者と検査者は肢位を変えてはいけない。もし肢位を変えると、たいていは無意識のうちに共同筋が動員される。この場合、患者への指示をくりかえしてもう一度テストを行う必要がある。

患者を安定させる

　筋肉テストの間、患者を最適に安定させる必要がある。診察台に横たわった状態で重力を利用したり、検査者や椅子の背もたれなどで身体を支えたりして不必要な動員を避け、患者に「危険なく」最大に収縮できると感じさせる。

「タイミング」を合わせる

- 患者はテストベクトルの説明と指示に従って筋肉の収縮を始める。検査者は最初はそれに対して支えるだけにして、筋長を一定に保ち、収縮を等尺性に留める。患者の収縮力がもう増えないと感じたら、少しだけ圧を加えて筋肉をごくわずかに延長させ、等尺性収縮を伸張性に変える。これは継続的に力を少し強めることで行い、衝動は用いない。テスト圧を少し強めたら、再び弱める必要がある。そのままにしておくと、伸張性収縮が進んで最大筋長に達してしまう。以上のような筋肉の固有受容器対応力の検査では、関節の変位は最小に抑える（約5°まで）。

- テスト全体にかける時間は2秒ほどにする。長くなると最大の等尺性収縮を維持できない。

時間がかかれば患者を疲労させ、筋肉の抑制として解釈を誤る恐れがある。

正しいレバー比を選択する

テストする筋肉のレバーアームと、検査者の対抗レバーアームはほぼ同じなのがよい。これによって患者が力を出しすぎることが防がれ、テストをコントロールできる。検査者は自分の身体を人間工学に即して用いるとよい。

正確でニュートラルな指示を出し、
期待を投影しない

原則として検査者は、結果についてどのような期待も抱かずにテストを行わなければならない。つねに最善の結果を得るため、患者への指示はニュートラルでやる気を引き出すものにする。無意識のうちにタイミングがわずかに変われば、テスト結果に影響を及ぼすことがある。

呼吸を止めさせない

患者はテスト中に深く息を吸って止めない。これは、頭仙系の障害、「吸気補助障害」を示す患者で見られることがある（Garten, 2012の第10章およびGarten, 2016の第3.3項を参照）。筋収縮時は、「ゆるやかに息を吐く」のがよい。

咀嚼器官の影響をコントロールする

咬合障害はわりとよく生じる。上下の歯が接触している場合は、ストレス状況つまり診断的誘発を表している可能性がある。診断的誘発もコントロールが成立している場合のみ行うことができる。そのため患者は、筋収縮に力を発揮している間、歯を噛みしめてはいけない。

患者の手を身体から離す

テストにコントロールの利かない変化が生じる可能性があるため、片手、両手を問わず、患者に自分の身体を触らせない。障害のある領域に触れることも診断的誘発になる（「セラピーローカリゼーション」、Garten, 2012の第3章を参照）。

テストの反復による疲労

正常な筋肉の場合、だいたい1秒に1回のペースを守っていれば、15回以上は連続してテストすることができる。それよりも早く筋肉が疲労する場合、好気的または嫌気的代謝の障害があると考えられる（Garten, 2012の第10章を参照）。

徒手筋肉テストの重要事項まとめ

- 主動筋を分離させる
- テスト肢位をコントロールする
- 安定させる
- 動員を防ぐ
- 患者のタイミングを基準にする
- 正しく指示を出す
- 咀嚼器官の影響をコントロールする
- 患者の手を身体から離す
- 検査者の手の接触をコントロールする
- 呼吸を止めさせない
- 特別な弱化の徴候に注意する

筋肉テストの結果の解釈

「強い」／「弱い」

検査者の力の増加に抵抗できる筋肉、つまり検査者がわずかに力を加えてもテスト肢位を保持できる筋肉は、「強く」感じられる。

想定される最大等尺性収縮に到達していない時点または最大収縮に至った時点で、検査者が圧を加えるとテスト肢位を保持できない筋肉は、「弱く」感じられる。これは固有受容性神経筋制御の障害を示す。

正常反応の筋肉

　筋肉が「強い」か「弱い」かは神経筋機能評価に欠かせない要素であり、さらに、関節を「ロック」できるその強い筋肉が正常に反応するか、正常な感度を有するか、あるいは過剰促通の状態なのかを鑑別する必要がある。過剰促通の状態とは、γ遠心性神経が反射的に過活動な状態で、筋肉は特定の刺激に対して抑制つまり「弱化」で反応しなくなる。

　テストで「強い」主動筋が以下の手法で抑制（機能的に弱化）され、関節に運動が生じれば、その筋複合体は「正常反応」とされる。

- **テストする主動筋の筋紡錘細胞を徒手で短縮させる：** 筋紡錘細胞を短縮させるとは、実際には、筋腹の中央から外れた2点に深くコンタクトし、筋肉の長軸にそって両点から中央へ押すことである。α線維とγ線維がともに活性化してから筋紡錘細胞が再緊張に向かうため、緊張低下の効果は、最大で次のテストの収縮まで続く。

- **主動筋に属する経絡の瀉穴（「セデーションポイント」）を刺激する：** 瀉穴の刺激には、徒手による軽いタッピングまたはマッサージを行う。刺激の効果は、最大30秒ほど続く。この間に改めて筋肉をテストする。

- **3000ガウス（＝0.3T）以上の磁極を筋腹にあてる：** 一方の平面がN極、他方がS極の軸方向に磁化された磁石を用いる。Angermaierは研究小論で、磁石の技術的N極は再現可能な形で抑制に働くと著している（Angermaier, 2006）。同じ患者に同一の状況で検査した際、この抑制作用は基本的に一貫している。

過反応の筋肉

　これは、規定のテスト過程で検査者が加える力に抵抗できるが、正常反応の筋肉を判断する前述の手法で抑制されない筋肉すべて（筋複合体）のことである。

　「過反応」以外にもいくつかの表現が使われている。「過反応」は動詞の「反応する」を基にして、時間と質の観点を含んだ表現である。ほかに、「過緊張」（Gerz, 2000）、「過剰促通」（Shafer、セミナー資料）、「条件的過剰促通（conditionally hyperfacilitated）」（Schmitt and Yanuck, 1999）が使われる。過緊張という概念に対する内容的、実質的な違いについてはGarten（2012、第2.3項）に記されている。

過緊張の筋肉

　本書では、伸張時の抵抗亢進および／または触診時の粘弾性緊張亢進を示す筋肉のみに過緊張という概念を用いている。徒手筋肉テストの既存のテクニックでは、過緊張を適切に把握できない。

　錐体路系と錐体外路系の障害、末梢障害（侵害反応、疼痛伝達物質）が、筋肉の過緊張を引き起こすことがある。

　各筋肉の活動時に筋機能の弱化とともに筋筋膜の複合症状が見られる場合は、基本的に過緊張の状態にある。

低反応の筋肉

　これは、規定のテスト過程で検査者が加える力に抵抗できない筋肉すべて（筋複合体）のことである。テスト肢位は保持できない。低反応の筋肉は、以下の特徴によって弱い筋肉と区別される。

- 低反応筋は定義において最大等尺性収縮の力を発揮可能だが（およそグレード5、▶表1.1）、等尺性を伸張性に変える検査者の診断的テスト圧には反応しない。場合によっては、

低反応筋は等尺性の最大力に達しないことがある（英国医学研究会議（BMRC）の指標でグレード4−から4＋、▶表1.1）。

● 低反応筋の抑制は、患者に適切な療法またはチャレンジを施すことですぐに正常反応または過反応に向かう。機能の変化は漸進的で徒手テストで筋肉のレスポンスがやや改善することもあれば、正常なグレード（正常反応または過反応）になることもある。すなわち、筋肉は機能面でのみ抑制されている（「条件的抑制（conditionally inhibited）」、SchmittおよびYanuckによる、1999）。

反応異常の筋肉（低反応または過反応）

どちらの状態も機能障害を示しているため、過反応の筋肉も、低反応の筋肉も、「反応異常の筋肉」ということができる。

弱い筋肉

治療手段で機能が改善しない筋肉のこと。機能的に弱いのではなく、病理学的な状態である。

グレードによる力の解釈

アプライド・キネシオロジーは、力ではなく、主に反応を解釈する。これは、JandaとKendallによる段階式の筋肉テストシステムとは異なると考えられる。段階式テストは神経学的モニタリングのために開発されたもので、急性灰白髄炎などの病理学を筋弱化の原因とした。こうしたシステムの方法論に則った筋肉テストは、本書で説明してきたテストとは手法が異なる。厳密に等尺性収縮を用いることはせず、短縮性でテストする。このテストは筋力測定器を使っても客観化できる。ただしその際、何が「正常な筋力」かという問題がある。KendallとKendallは正常値に成人の平均を適用した。このシステムに従うと、腹側頚筋は3歳児で約30％、5歳児で約50％と定めら

表1.1 英国医学研究会議（BMRC）による運動機能検査、1978年（Pattenによる改変、1998）

グレード	定義
0	筋収縮が見られない
1	筋収縮はやや見られるが、運動が起こらない
2	重力を除けば四肢部位が動く
3	重力に反して自動運動ができる
4−	軽い抵抗に反して自動運動ができる
4	75％までの抵抗に反して自動運動ができる
4＋	強い抵抗に反して自動運動ができる（ただし反対側よりは弱い）
5	正常な筋力。重力と最大抵抗に反して動く

れ、10-12歳で基準値の100％に達することになる（Kendall and Kendall, 1983）。

アプライド・キネシオロジー（機能的筋診断学）の神経筋機能評価を用いると、機能障害と病理学の両方の解釈が可能である。日々トレーニングし、筋肉をジムで的確に鍛える競技選手であれば、「正常」な筋力値があると考えられる。機能障害は、トレーニングしているのにそれほど筋力が増えなかったり、負荷でくりかえし怪我したりする形で現れる。これは固有受容性制御に問題があるからである。しかし、アプライド・キネシオロジーのテスト解釈ではこの状況を把握できる。

段階式の筋肉テストの解釈は、英国医学研究会議（BMRC）の運動機能検査（1978）などで定められている（▶表1.1）。同様の段階化はKendallおよびKendall（1983）やJanda（1994）に見られる。

アプライド・キネシオロジーの低反応筋の抑制は、グレード4−から4＋（BMRC）に相当し、つま先や踵を十分に使わない歩行などと同じくらいのグレードである。

段階式解釈の場合でも、筋抑制の機能要素を

つねに探求するのが望ましい。手術が適応される（疼痛治療ではない）神経脱落では（椎間円板病変や脊髄圧迫による弛緩性不全麻痺、馬尾症候群）、筋抑制の機能要素はもはや存在しないため、保存療法が成功する可能性が高いかどうかを判断する一助になる。

反射検査

徒手筋肉テストは単シナプス反射の誘発と同様に神経筋のフィードバックシステムを検査するが（Garten, 2012の第12.2.3項を参照）、基本的に反射誘発よりも優れている。それでも、単シナプス反射の誘発も検査に含めて行うのがよい。テストで問題のない筋肉に単シナプス反射がなかったり、反射に問題がないのに筋肉が低反応だったりする例は多い。人間は、直線分析的でなく絡み合って機能する生きたシステムである。

1.2 治療面

本書は療法を解説した書籍ではなく、クイックリファレンスである。そのため、低反応筋を正常化し、過緊張筋を弛緩させるのに適した各筋肉特有の要素のみを記している。過反応筋に必要なのは、代謝アプローチであることが多い。これについては、Garten（2012）、GartenおよびWeiss（2007）に詳しく書かれている。

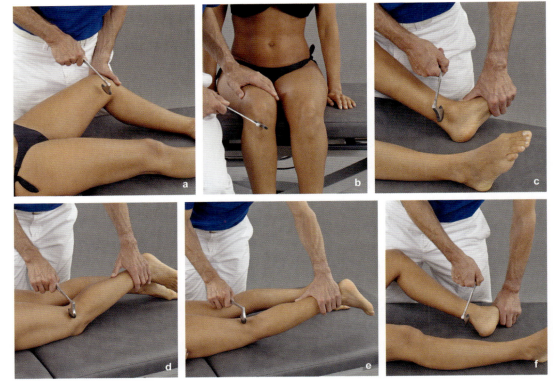

図1.1 下肢の反射検査：a) 内転筋反射（L3、L4、閉鎖神経）、b) 膝蓋腱反射（L3/4、大腿神経）、c) 後脛骨反射（L5、脛骨神経）、d) 大腿二頭筋反射（S1、坐骨神経）、e) 半膜様筋反射（S1、坐骨神経）、f) アキレス腱反射（S1、脛骨神経）

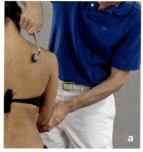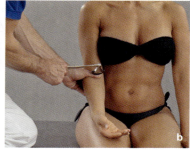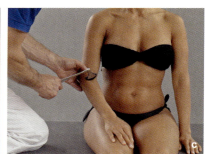
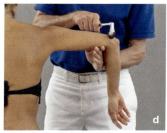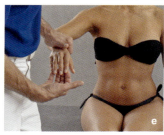

図1.2 上肢の反射検査：a) 肩甲上腕反射(C5、肩甲上神経)、b) 上腕二頭筋腱反射(C6、筋皮神経)、c) 腕橈骨筋反射(C6、橈骨神経)、d) 上腕三頭筋腱反射(C7、橈骨神経)、e) Trömner徴候(C8、正中神経、尺骨神経)

1.2.1 自原促通

アプライド・キネシオロジーの検査と治療の流れにおいては、根本の障害野（「インジュリー・エリア」）が事象に影響を与えて治療が成功しない、または再発が生じる可能性があるか、早期に判断するのが望ましい（Garten, 2016の第1.2.4項）。そのためのツールが「自原促通」（AF）である。

方法

1. 低反応筋の全体を擦ると（自原促通のチャレンジとして）、筋の分節に障害原因があれば一時的に筋が強くなる（Weiss, 2009）。この場合、AFは陽性である。
2. 基本的には（あるいは肩甲下筋や大小腰筋などで全体を擦ることができない場合）、抵抗に反して患者が中度の短縮性（または伸張性）収縮を2-3回行うこともできる。この方法は最大緊張をもたらす（Garten, 2012の第12.2.3項）。筋紡錘のフィードバックシステムに問題がないことが前提になる。これは固有受容性神経筋促通法（PNF）の応用である。テストで筋肉が強くなれば、AF陽性である。

解釈

AFが陽性の場合、筋肉の（機能的）分節をさらに探求する（「内臓‐体性システムの7要素」、筋肉と腱自体の構造）。摩擦（機械受容器刺激）以外に、原因エリアのセラピーローカリゼーション（TL）や磁石によるTLでも筋肉は一時的に強くなる。注目すべきは、運動神経支配の脊髄レベル、内臓‐体性反射関係の脊髄レベル、リンパ反射点などや、筋腱移行部の病変、筋筋膜の病変、トリガーポイントである。

AFが陰性、つまり筋構造の機械受容器活性化（起始と停止を含む）や、PNF（固有受容性神経筋促通法）応用の緊張テクニックで筋肉が強く

ならない場合、障害野またはインジュリー・エリアを探す必要がある。ここではとくに、損傷（瘢痕の有無を問わず）、手術痕（虫垂切除、扁桃切除など）、機能障害の好発部位（顎関節、頭関節、足など）に注意する。この場合、原因のインジュリー・エリアを擦ると（TLまたはマグネットTLもよく使われる）、筋肉が強くなる。

こうしたインジュリー・エリアは、障害野と同様に予測できない「カオスな」障害パターンを維持する可能性があるため、インジュリー・リコール・テクニックを用いてすぐに治療しなければならない。治療後は、患者の障害の全体像が変化していることがある（Garten, 2016の第1.2.5項）。

1.2.2 低反応筋の正常化

ここでは治療に関するポイントのごく一部を取り上げる。各筋肉に記す項目について論及している。詳細はGarten（2012、第10章）に記載。

内臓-体性システムの7要素

1. **運動神経支配と内臓-体壁分節の脊髄レベルにおける脊椎の病変**：脊椎の機能障害で侵害刺激が生じ、その分節の椎間孔から出る運動神経に支配される筋肉が機能障害に至る。運動神経根の分節障害のほか、その筋肉に属する内臓-体性反射の脊髄レベルの機能障害も同じように影響を与えることがある。従って、こうしたレベルをそれぞれ検査、治療しなければならない。治療には、徒手療法のインパルス・マニピュレーションまたはオステオパシーのテクニックを用いる。これにはアプライド・キネシオロジーの呼吸補助モビライゼーションも含まれる（Garten, 2012の第10.2.1項を参照）。

2. **神経リンパ反射点（NL）**：この体性-内臓反射ゾーンについては、最初にChapmanが著した（Owens, 1937; Chaitow, 1988）。問題のある内臓の内臓-体性分節で、結節状に硬化したゾーン（サイズは豆粒大から数cmほど）である。慢性例ではゾーンはぶよぶよと膨らんでいて、停滞を示している。障害発生の期間と疼痛度は相関する。ゾーンまたは反射点は、上体、上腕、大腿に位置している。しかし大多数は、前面では肋間腔、後面では脊柱にそって見られる。Goodheartは徒手筋肉テストにChapman反射をはじめて利用した（Goodheart, 1965）。Chapmanの記したようなエリアのいくつかにマニピュレーションを施すと筋肉の機能障害が解消することを、Goodheartは発見した。こうしてChapmanのいう反射ゾーンと、特定の機能的筋抑制パターンが結びつけられた。反射ゾーンの治療で、属する臓器の内部や周辺のリンパ排出が改善することを、Chapmanは確認している。そのためGoodheartはこれを「神経リンパ反射」と名づけた。治療には、円を描くように強めに反射点をマッサージする。原則として30秒行う。反射点の疼痛は、マッサージしていくうちに徐々に弱まるとされる。何分かの刺激が必要な場合もあるが、過剰な刺激は不快なだけでなくリンパの流れを損なうので避けるのがよい。

3. **神経血管反射点（NV）**：この反射点は、特定の身体領域と内臓の血液循環に影響を与えることが経験から判明したとして、Terrence Bennett, D. C.（1977）が1930年代にはじめて著した。神経血管反射点と内臓、内臓と筋肉の割り当てについては、Goodheart（1976）が大部分の筋肉で経験によって神経血管反射点を定めている。治療には、反射点上の皮膚を軽く引っ張る。軽い脈動が感じられるまで20-30秒ほど接触を続ける。両側に反射点がある場合は、脈動が同じタイミング

で感じられるのが理想である。詳細はGarten（2012、第10.2.1項）を参照。

4. **硬膜緊張**： オステオパシーで硬膜緊張とは、第一に、軸器官がねじれて頭蓋骨と腸仙尾骨が不均衡になった状態のことである。これは筋機能障害と関係している。規則的な方法には対応しないため、本書では扱わない（詳細はGarten, 2012を参照）。

5. **筋肉-経絡の関係**： Goodheartは、西洋で一般にまだあまり鍼灸への関心が持たれていない時代に、そのシステムをアプライド・キネシオロジーに取り入れた（Goodheart, 1966; Goodheart, 1971）。経絡と筋肉の割り当ては、両者の局所解剖学的関係によるものではない（例：腕にある大腸経は、大腿筋膜張筋、ハムストリングス、腰方形筋に属している）。筋肉と内臓の所属（▶第1.1項）から関節的に割り当てられている。対応する内臓がない場合（三焦経など）、または解剖学的に定義された内臓にとくに経絡がない場合（甲状腺、副腎、子宮、生殖腺、副鼻腔）は、綿密に試行をくりかえして割り当てが行われた。筋肉と経絡のエネルギー関係は、本書では詳しく取り上げない。鍼灸の経絡システムに関してはGarten（2012、第9章）を参照。

   a. **瀉穴（セデーションポイント、S）**： 正常反応の確認のために記載している。

   b. **補穴（トニフィケーションポイント、T）**： 該当の経絡が虚の状態で抑制が生じている場合、補穴のセラピーローカリゼーションでテストする筋肉の機能的抑制が正常化する。

6. **筋肉-内臓の関係**： 1965年以降にGoodheart（1965、1967）が確立した。これには主に、前述のChapman反射を利用している（▶第1.1項）。
たとえば中毒で肝臓に負荷がかかると、大胸筋胸骨部が機能障害に至ることがある。甲状腺の機能障害ならば、小円筋の機能障害が生じ得る。
治療には、オーソモレキュラー、ホメオパシー、アロパシーの手法を用いて代謝機能を改善する。ほかに、内臓オステオパシーによる治療が必要になることも多い。

7. **栄養素**： 栄養作用が神経筋の機能を正常化することは、臨床現場で示されている。栄養素と筋肉の特別な関連は経験によって観察され、アプライド・キネシオロジーの筋肉-栄養素の関係が定義された。この関係のいくつかは検査で証明されている（Leaf, 1979; Carpenter, Hoffman et al., 1977）。

末梢神経の圧迫

末梢神経が圧迫されていると、徒手筋肉テストで弱化が示されることがある。反対に、侵害刺激などを受けて筋肉が過緊張になっているために末梢神経の圧迫が生じる場合もある。

筋肉に影響を与える末梢神経圧迫の位置特定については、筋肉ごとに記載している。状況に応じた療法で圧迫を解消する必要がある。これには、筋肉の過緊張の低下、椎間孔付近の圧迫の解消、浮腫の解消など、多くの機能的アプローチがある。詳しい説明はGarten（2016、第6.9項）を参照。

固有受容器の障害と侵害受容器の活性化

抑制性の受容器や侵害受容器の活動が過剰だと、筋肉が抑制されることが多い。こうした受容器には以下がある。

- ゴルジ腱器官
- 末梢関節の関節受容器
- 骨、関節、軟部組織で、病変で活性化した侵害受容器すべて

損傷後の起始腱と停止腱では、抑制作用のあるこうした受容器が閾値を超えて活性化する。

筋腱移行部や腱付着部の障害には、深部摩擦（「起始停止テクニック」）や超音波などのテクニックが適している。筋筋膜の病変は、筋膜フラッシュ、ドライニードリング、マッスルエナジーテクニックといったテクニックで治療する。末梢関節に障害があるときは、マニピュレーション、モビライゼーション、筋バランシングを用いる。詳細はGarten（2012、第10章）を参照。

1.2.3 過緊張筋

過緊張の定義は ▶ 第1.1項に記している。ここでは、特別な物理的観点について、本書に関連するごく一部を解説する。

筋筋膜症候群

筋筋膜症候群とは筋肉が過緊張になっている状態のことで、以下の特徴がある。

- 筋線維束の緊張（「索状硬結」；Travell and Simons, 1983）
- トリガーポイント：筋肉または筋膜の過敏性を亢進させる主に小さいポイント
- 関連痛（Referred pain）および自律神経症状
- トリガーポイントには病理形態学的にアクチンとミオシンの固着という特徴があり、収縮後に十分に弛緩せず、筋線維の変性変化でそれが持続している（Bergsmann and Bergsmann, 1997）

潜在性筋筋膜トリガーポイント

潜在性トリガーポイントは臨床的に自発痛が見られず、伸張や筋収縮による誘発または触診でのみ痛みがある。そのため、活動性トリガーポイントとの境界は流動的である。

活動性筋筋膜トリガーポイント

活動性トリガーポイントは、安静時でもその筋肉特有の疼痛パターン（関連痛）を伝達する。つねに感受性が高く、筋肉の完全な延長を妨げ、筋肉を弱める。通例、直接の圧迫で痛みを伝達し、相応の刺激を受けると筋線維の局所単収縮反応を示す。血管運動神経や発汗運動神経の特定の自律症状を起こすことも多い。

機能障害連鎖

筋機能の連鎖は、主に同じ神経根や近隣の神経根によって、運動性および感覚性に支配されている。近位筋のトリガーポイントで、同じ連鎖でより遠位にある筋肉にサテライトトリガーポイントが生じることが少なくない。遠位から近位への派生もある。トリガーポイントの多くは経穴と一致するので、筋機能連鎖は鍼灸システムの経絡と対応させることができる。そのため、「腱筋経絡」とも呼ばれる（Garten, 2012の第10.2.1.7項）。該当の経絡には、連鎖全体に影響を与えることができる典型的な「遠位穴」がある。こうした遠位穴を図に明示している。

関連痛

痛みの伝達も同じように感覚神経の皮膚分節におおよそ従い、経絡と対応する。

診断法と療法

筋筋膜症候群は徒手筋肉テストの時点で診断されることが多い。こうした筋肉はたいてい、イン・ザ・クリア（誘発を加えない状態）ですでに痛みを発し、抑制されている（低反応）。これは収縮でトリガーポイントが活性化しているためである。筋肉が弱化していない場合、診断的誘発の後に徒手テストを行うことで過緊張が診断できる。強くて過緊張の筋肉は、伸張後に徒手テストで低反応になる（Goodheart, 1979）。

筋筋膜障害で典型的な診断法には、触診のほか、筋肉を伸張してその長さを反対側および経験上の標準と比較する方法がある。伸張位を文と図で示している。

トリガーポイント連鎖のニードリング（「ドライニードリング」）、「筋膜フラッシュ」、マッサージ、オステオパシー的筋筋膜リリーステクニック以外に、マッスルエナジーテクニックを用いることができる（Lewit, 1992; Mitchell, 1995–1999）。もっともよく使われるのは、等尺性収縮後リラクゼーション（PIR）だろう。PIRでは筋肉をバリア（最終域）まで運び、7-10秒そこで最小収縮を維持してから、自動伸張させずにやさしく10秒間、新たなバリア（最終域）へ持っていく。詳細はLewit（1992）、Mitchell（1995）、Garten（2012）を参照。

ストレイン・カウンターストレイン機能障害

これは筋緊張の特殊型、あるいは単に、Jones（1981）が記した療法の特殊型といえる。原理としては、1つ以上の圧痛点（テンダーポイント）を示す筋肉（トリガーポイントのように痛みは伝達しない）を90-120秒ほど短縮位に保つ。短縮位はテンダーポイントの痛みを70％以上減らすとされる。本書ではこの短縮位をとくに示していない。これは筋肉テストのポジションから十分に推察でき

る。中程度の短縮位をほぼ最大に変えればよい。

脊椎性反射症候群（SR）

脊椎性反射症候群はSutterとDvorákが発表した（Sutter, 1975; Dvorák and Dvorák, 1991）。

脊椎分節の機能障害、また仙腸関節の障害がある場合にも、刺激された分節に基本的に起始や停止、神経支配が属さない特定の筋肉グループで、過緊張の反応が起こる。この反射弓の求心路は、刺激された関節の関節面にある侵害受容器から発している。筋緊張と刺激された分節の関係は、実験的刺激（高張性食塩水または蒸留水の注入など）で体系的に発見された。

触診で筋肉が過緊張の場合、脊椎による反射現象も考慮する必要がある。この現象には、筋療法の局所処置は効果をもたらさない。そのため、脊椎性反射との関連を筋肉ごとに記載している。

1.3 まとめ

基本的に、筋機能障害の因果連鎖の回復には一連の論理がある。アプライド・キネシオロジーは、このような連鎖の最初には筋抑制、つまり低反応筋が存在するという考えを基にしている。この低反応筋を発見して治療しなければならない。それには以下の点を確認する。

1. 一次的低反応筋の拮抗筋に筋筋膜症候群が見られるか。一次的に抑制されている筋肉によって拮抗筋が十分に作用せず（主動筋・拮抗筋の抑制）、過緊張になって短縮しているか。

2. 一次的低反応筋の共同筋はストレイン・カウンターストレイン・パターンを示して、過負荷を表しているか。これは損傷を十分に治療しなかったスポーツ選手にとくに見られる。損傷

した筋肉のトレーニング再開が早すぎると、過負荷で代替ステレオタイプが形成されることがある。

基本的には、こうした連鎖が別の流れで生じている可能性も当然ある。たとえば、筋過緊張が関節機能障害によって侵害反応として生じ、拮抗筋抑制も過剰になっていることがある。この場合はたいてい、共同筋も過緊張になっている。

すなわち、確固としたパターンがあるわけではなく、いくつかの基本原理があるにすぎない。

第2章

2 筋肉

咀嚼筋群

側頭筋　M. temporalis

解剖学
起始：側頭窩
停止：筋突起の先端。一部の線維は関節円板と関節包に付着

作用
閉口（垂直、前方、後方の線維）、下顎の前突（前方の線維）と後退（後方の線維）。

テスト
正常反応のインディケーター筋（指標筋）を用いて間接的にテストする。患者は対象の筋肉にセラピーローカリゼーション（TL）を行う。
筋機能障害の場合、TLだけでインディケーター筋の反応異常に至ることがある。反応異常が見られなければ、筋肉を活性化する（閉口咬合）。歯を合わせることでインディケーター筋の反応異常が見られる場合、早期接触が原因の可能性がある。上下の歯列の間に薄い紙片を1-3枚入れると早期接触をやわらげることができる。やや重度の咬合不全や顎関節の圧迫があるときも、インディケーター筋の反応異常が生じることがある。この場合はそれに対する診断がさらに必要になる。また、筋肉が延長して縦方向に広がると、機能障害が消えて診断的誘発になってしまうため、咬合を遮断する間隔を大きくとりすぎない。
機能障害の場合、筋肉はたいてい過緊張になっており、他動的伸張でインディケーター筋の反応異常が起こる。

筋筋膜症候群
伸張テスト（すべての下顎挙上筋に該当）：患者は自動的に開口する。患者の3横指が歯列間に入るくらいがよい。治療者はそこから軽く伸張する。短縮している場合、かなり弾力のあるバリア（最終域）が感じられる（骨性の抵抗のように硬くない）。
PIR：患者は伸張位から閉口方向へ軽く収縮させる。治療者は弛緩期に軽く伸張を導く。

運動神経支配：下顎神経（第Ⅴ脳神経）
経絡：胃経
内臓：頭部リンパ組織
栄養素：Vit. C、E、βカロテン、セレン、ヨウ素

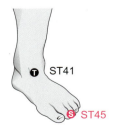

図2.1　側頭筋、瀉穴(S)、補穴(T)

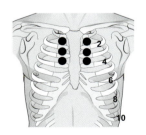

図2.2　側頭筋、神経リンパ反射点（NL）

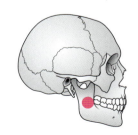

図2.3　側頭筋、神経血管反射点（NV）

咀嚼筋群：側頭筋　M. temporalis　　**15**

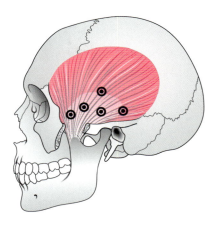

図2.4　側頭筋、解剖図

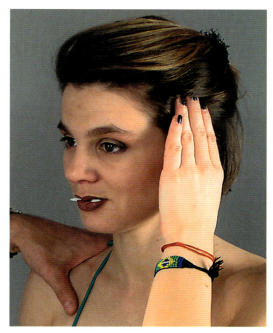

図2.6　咬合を遮断した（紙片を入れた）閉口時の側頭筋のセラピーローカリゼーションおよびインディケーター筋のテスト

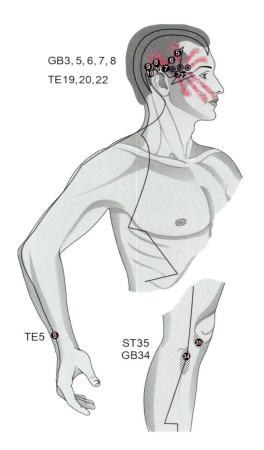

図2.5　筋筋膜症候群、効果的な遠位穴

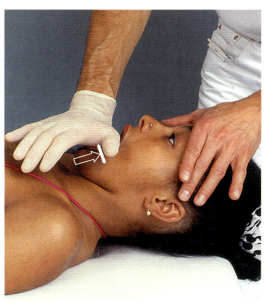

図2.7　側頭筋、等尺性収縮後リラクゼーション（PIR）

咬筋　M. masseter

解剖学
起始：頬骨弓の下縁、頬骨、上顎の頬骨突起。浅部は腹側、深部は背側を走行する
走行：浅層の線維：頭側からやや後尾側へ
深層の線維：頭側からやや前尾側へ
停止：下顎角、下顎枝外面。一部の線維は筋突起に付着

作用
閉口と下顎の前突。深層の線維は後退も行う。咬筋は生理学的には、臼歯が接触して大きな力がかかったときに活性化する。

テスト
正常反応のインディケーター筋（指標筋）を用いて間接的にテストする。患者は対象の筋肉にセラピーローカリゼーション（TL）を行う。
筋機能障害の場合、TLだけでインディケーター筋の反応異常に至ることがある。反応異常が見られなければ、筋肉を活性化する（閉口咬合）。歯を合わせることでインディケーター筋の反応異常が見られる場合、早期接触が原因の可能性がある。上下の歯列の間に薄い紙片を1-3枚入れると早期接触をやわらげることができる。やや重度の咬合不全や顎関節の圧迫があるときも、インディケーター筋の反応異常が生じることがある。この場合はそれに対する診断がさらに必要になる。また、筋肉が延長して縦方向に広がると、機能障害が消えて診断的誘発になってしまうため、咬合を遮断する間隔を大きくとりすぎない。
機能障害の場合、筋肉はたいてい過緊張になっており、他動的伸張でインディケーター筋の反応異常が起こる。

筋筋膜症候群
伸張テスト（すべての下顎挙上筋に該当）：患者は自動的に開口する。患者の3横指が歯列間に入るくらいがよい。治療者はそこから軽く伸張する。短縮している場合、かなり弾力のあるバリア（最終域）が感じられる（骨性の抵抗のように硬くない）。
PIR：患者は伸張位から閉口方向へ軽く収縮させる。治療者は弛緩期に軽く伸張を導く。

運動神経支配：下顎神経（第Ⅴ脳神経）
経絡：胃経
内臓：頭部リンパ組織
栄養素：Vit. C、E、βカロテン、セレン、ヨウ素

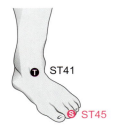

図2.8　咬筋、瀉穴(S)、補穴(T)

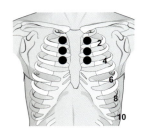

図2.9　咬筋、神経リンパ反射点
(NL)

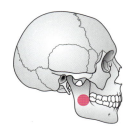

図2.10　咬筋、神経血管反射点
(NV)

咀嚼筋群：咬筋　M. masseter

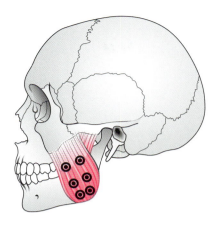

図2.11　咬筋、解剖図

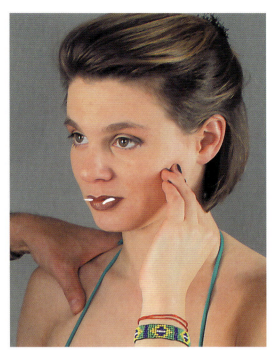

図2.13　咬合を遮断した（紙片を入れた）閉口時の咬筋のセラピーローカリゼーションおよびインディケーター筋のテスト

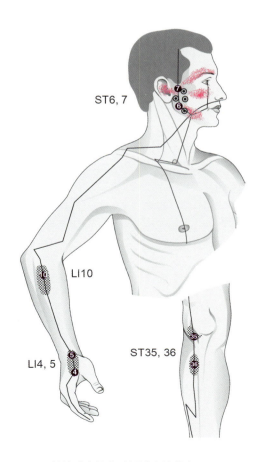

図2.12　筋筋膜症候群、効果的な遠位穴

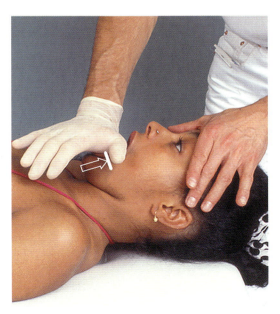

図2.14　咬筋、等尺性収縮後リラクゼーション（PIR）

内側翼突筋　M. pterygoideus medialis

解剖学
起始：翼突窩、上顎結節
走行：ほぼ垂直、やや後尾側
停止：下顎角の内側面

作用
閉口、下顎の前突。一側の活動では反対側への側方移動。
内側翼突筋は、同じように走行して下顎枝外面に付着する咬筋とともに、「咬筋スリング」を形成する。両筋の主動ベクトルは、頭側（固定点は頭蓋骨）およびやや前方へ向かう。そのため、安静時でも、下顎頭は可動性を保ちながら関節円板を介して関節結節のすべり面と接触する（「ゆるみの位置」（loose packed position）。Farrarによる。出典：Schupp, 1993）。

テスト
正常反応のインディケーター筋（指標筋）を用いて間接的にテストする。患者は閉口咬合しながら下顎角内側の筋停止部にセラピーローカリゼーション（TL）を行う。
閉口咬合でインディケーター筋の反応異常が見られる場合、早期接触が原因の可能性がある。上下の歯列の間に薄い紙片を1-3枚入れると早期接触をやわらげることができる。やや重度の咬合不全や顎関節の圧迫があるときも、インディケーター筋の反応異常が生じることがある。この場合はそれに対する診断がさらに必要になる。また、筋肉が延長して縦方向に広がると、機能障害が消えて診断的誘発になってしまうため、咬合を遮断する間隔を大きくとりすぎない。
機能障害の場合、筋肉はたいてい過緊張になっており、他動的伸張でインディケーター筋の反応異常が起こる。

筋筋膜症候群
伸張テスト（すべての下顎挙上筋に該当）：患者は自動的に開口する。患者の3横指が歯列間に入るくらいがよい。治療者はそこから軽く伸張する。短縮している場合、かなり弾力のあるバリア（最終域）が感じられる（骨性の抵抗のように硬くない）。
PIR：患者は伸張位から閉口方向へ軽く収縮させる。治療者は弛緩期に軽く伸張を導く。

運動神経支配：下顎神経（第Ⅴ脳神経）
経絡：胃経
内臓：頭部リンパ組織
栄養素：Vit. C、E、βカロテン、セレン、ヨウ素

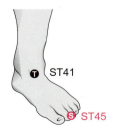

図2.15　内側翼突筋、瀉穴(S)、補穴(T)

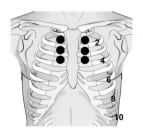

図2.16　内側翼突筋、神経リンパ反射点(NL)

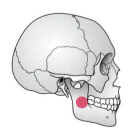

図2.17　内側翼突筋、神経血管反射点(NV)

咀嚼筋群：内側翼突筋　M. pterygoideus medialis　　19

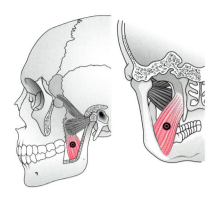

図2.18　内側翼突筋、解剖図

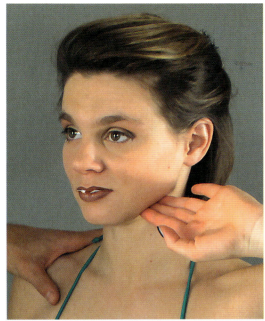

図2.20　咬合を遮断した（紙片を入れた）閉口時の内側翼突筋のセラピーローカリゼーションおよびインディケーター筋のテスト

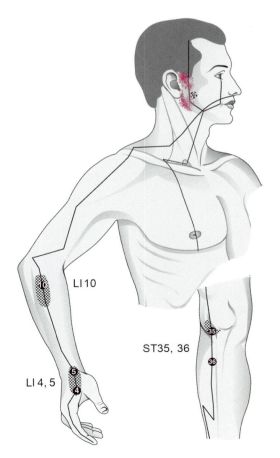

図2.19　筋筋膜症候群、効果的な遠位穴

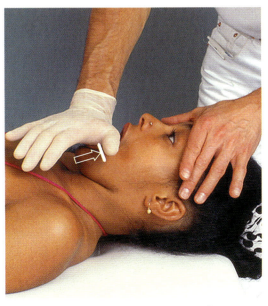

図2.21　内側翼突筋、等尺性収縮後リラクゼーション（PIR）

外側翼突筋　M. pterygoideus lateralis

解剖学
起始:

上頭：蝶形骨の大翼の側頭下面

下頭：翼突窩、翼状突起の外側面

走行:

上頭：腹頭側から背尾側へ斜行

下頭：ほぼ水平。全体としては内腹側から背外側へ約45度の幅で走行

停止: 1. 下顎骨の関節突起（下頭）。2. 関節円板と関節包（上頭）

作用

上頭: 閉口に関与しているときは関節円板の「後退速度」を調節し、下顎頚の停止部で下顎骨の速度を調節する（Schupp, 1993; Siebert, 1995）。上頭の緊張は閉口の過程で高まる。

下頭: 閉口時は非活性。一側の活動で下顎骨を反対側へ動かす（側方移動）。両側の活動で前突（開口時も）。

テスト

正常反応のインディケーター筋を用いて間接的にテストする。顎関節にセラピーローカリゼーション（TL）を行う。TLはテスト前には陰性であるのが望ましい。陽性の場合の措置も以下に記している。

顎関節のTLが陰性の場合、患者に下顎骨を前突させる（両側の活動）。このとき、インディケーター筋に反応異常が見られれば、側方移動を用いて左右どちらに機能障害があるか判別する。右への側方移動で正常反応のインディケーター筋の反応が変化するときは、左の外側翼突筋の過緊張が原因の可能性がある。右側方移動で筋肉が活動することでこの筋膜の機能障害が促進され、インディケーター筋に反応異常が生じることも考えられる。右の外側翼突筋が伸張しても反応異常の原因になり得る。従って、両側を治療する必要がある。

顎関節のTLが安静時（咬合しない）に両側とも陽性で、右側方移動で陰性になる場合、右の外側翼突筋が過緊張しており、左側方移動の傾向が生じている。自動的に右側方移動することでこの傾向が消えるため、安静時TLが陰性に変わる。

筋筋膜症候群

伸張テスト: できない。

PIR: 治療者は仰臥位の患者の下顎骨を背側へ向けて軽く安定させる。患者はこの抵抗に対して、息を吸いながら10秒ほど下顎を軽く前突させる。弛緩期には、力を抜いてそのまま下顎を沈ませる。

運動神経支配: 下顎神経（第Ⅴ脳神経）
経絡: 胃経
内臓: 頭部リンパ組織
栄養素: Vit. C、E、βカロテン、セレン、ヨウ素

咀嚼筋群：外側翼突筋　M. pterygoideus lateralis

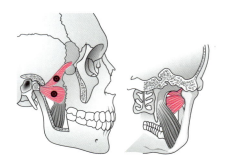

図2.22　外側翼突筋、解剖図

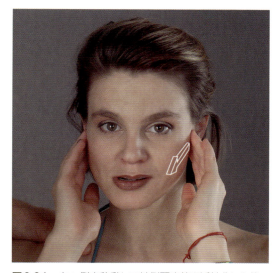

図2.24　右へ側方移動して外側翼突筋を活性化した状態の顎関節のセラピーローカリゼーションおよびインディケーター筋のテスト

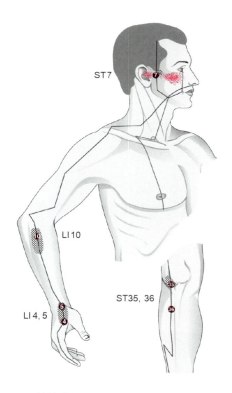

図2.23　筋筋膜症候群、効果的な遠位穴

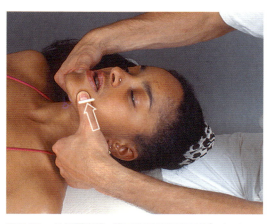

図2.25　外側翼突筋、等尺性収縮後リラクゼーション（PIR）

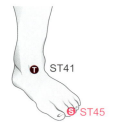

図2.26　外側翼突筋、瀉穴(S)、補穴(T)

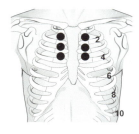

図2.27　外側翼突筋、神経リンパ反射点(NL)

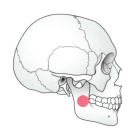

図2.28　外側翼突筋、神経血管反射点(NV)

舌骨上筋群

顎二腹筋　M. digastricus

解剖学
起始：後腹：下項線の乳様突起内側
走行：前腹と後腹は、筋滑車で舌骨に固定されている中間腱を介して走行している。浅層にある
停止：前腹：下顎の二腹筋窩

作用
開口と舌骨の挙上。

テスト
開口して筋肉をセラピーローカリゼーションする。筋機能障害のときは、正常反応のインディケーター筋に反応異常が見られる。
この筋では伸張チャレンジを用いることもできる。舌骨を尾外側へ引き（維持しない動的チャレンジ）、正常反応のインディケーター筋をテストする。筋筋膜障害があると、インディケーター筋に反応異常が見られる。

筋筋膜症候群
伸張テスト：「テスト」で記したチャレンジを用いるのがもっともよい。
PIR：片手で患者のオトガイを尾側から安定させ、他方の手で舌骨をチャレンジ陽性の方向で支える。患者は10秒間、息を吸いながら最小力で口を開ける。弛緩期には、治療者は抵抗をかけずにおく。

運動神経支配：
- 顎二腹筋：下顎神経（第Ⅴ脳神経、前腹）、顔面神経（後腹）
- 茎突舌骨筋：顔面神経
- 顎舌骨筋：下顎神経
- オトガイ舌骨筋：舌下神経を介してC1

内臓：頭部リンパ組織
栄養素：Vit. C、E、βカロテン、セレン、ヨウ素

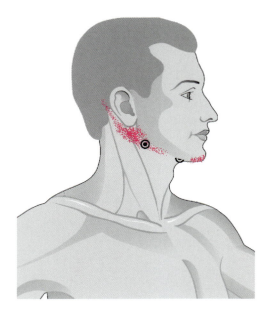

図2.29　顎二腹筋の筋筋膜症候群

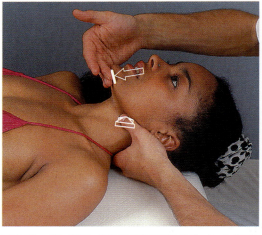

図2.30　顎二腹筋、等尺性収縮後リラクゼーション（PIR）

舌骨上筋群：顎二腹筋　M. digastricus　　**23**

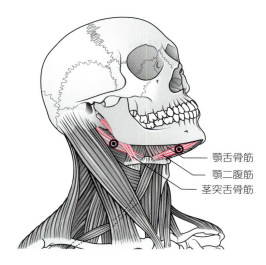

顎舌骨筋
顎二腹筋
茎突舌骨筋

図2.31　舌骨上筋群、解剖図

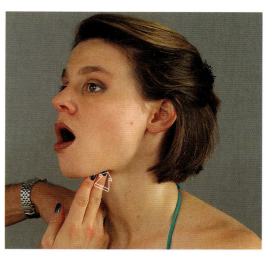

図2.34　左の顎二腹筋前腹のチャレンジ。その際、正常反応のインディケーター筋をテストする

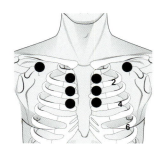

図2.32　舌骨上筋群、神経リンパ反射点(NL) 前面

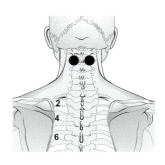

図2.35　舌骨上筋群、神経リンパ反射点(NL) 後面

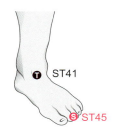

図2.33　舌骨上筋群、瀉穴(S)、補穴(T)

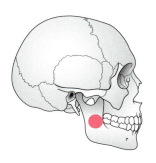

図2.36　舌骨上筋群、神経血管反射点(NV)

顎舌骨筋　M. mylohyoideus

解剖学
起始：下顎骨の顎舌骨筋線から
走行：口腔底でもっとも平たい筋肉。顎二腹筋のすぐ下方にある
停止：舌骨体の中央

作用
口腔底の挙上、開口、舌骨の挙上

テスト
患者は口を開けながら舌を硬口蓋に押しあて、その状態で口腔底をセラピーローカリゼーションする。TL前に正常反応だった筋肉をテストする。顎舌骨筋が機能障害の場合、反応異常が起こる。TLは安静時でも陽性のことがある。このときは、ノソード・チャレンジ（Garten 2012; Garten and Weiss 2007）を用いて下顎のリンパ管領域で障害野と思われる箇所を探し、顎二腹筋やオトガイ舌骨筋の機能障害と鑑別する必要がある。反射の関係は顎二腹筋と同じである。
PIR：患者は10秒間、息を吸いながら口を開けて舌を口蓋に押しあてる。弛緩期は舌の力を抜いて、息を吐く。

オトガイ舌骨筋　M. geniohyoideus

解剖学
起始：オトガイ先端の後面
走行：顎舌骨筋の1層下を走行
停止：舌骨

作用
開口、舌骨の挙上。
単独のテストは不可能。この筋は顎二腹筋と顎舌骨筋の直接の共同筋である。

茎突舌骨筋　M. stylohyoideus

解剖学
起始：茎状突起
停止：舌骨体で大角の近く

作用
舌骨の挙上と背側への牽引。

テスト
舌骨を腹尾側へ押してから離す。茎突舌骨筋に筋筋膜障害があるときは、正常反応のインディケーター筋に反応異常が生じる。反射の関係は顎二腹筋と同じである。

筋筋膜症候群
伸張テストとPIRは、顎二腹筋の後腹と同じである。その際、舌骨を腹外側よりも尾側へ向けて安定させるよう意識する。

舌骨下筋群

胸骨舌骨筋 M. sternohyoideus

解剖学
起始：胸骨柄の後面、鎖骨の胸骨端
停止：舌骨体下縁

作用
舌骨の固定。以下の3つの筋肉とともに舌骨を胸骨に寄せる。

胸骨甲状筋 M. sternothyroideus

解剖学
起始：胸骨柄、第1肋骨の軟骨
停止：甲状軟骨の斜線

作用
甲状軟骨の固定。甲状軟骨を胸骨に寄せる。

甲状舌骨筋 M. thyrohyoideus

解剖学
起始：甲状軟骨の斜線
停止：舌骨で体と大角の境界あたり

作用
舌骨と甲状軟骨を寄せる。

肩甲舌骨筋 M. omohyoideus

解剖学
起始：肩甲骨の上縁
走行：前頚部を斜行し、腕神経叢の頭側を走行する。上腹と下腹は、胸鎖乳突筋の下で腱でつながっている
停止：舌骨大角の外側部

作用
舌骨を下げ、背側へ引く。

筋筋膜症候群
肩甲舌骨筋が過緊張でトリガーポイントがある場合、筋の走行が腕神経叢に近いことから上腕痛を引き起こすケースがある。この上腕痛は、胸郭出口圧迫症候群と混同されやすい（斜角筋群も参照）。

舌骨下筋群のテスト
この筋群でも、アプライド・キネシオロジーのチャレンジがもっとも確実な診断法である。舌骨を頭外側へ押す（維持してもしなくてもよい）。舌骨下筋群に筋筋膜障害があるときは、正常反応のインディケーター筋に反応異常が生じる。

運動神経支配：
- 胸骨舌骨筋：舌下神経を介してC1、2
- 胸骨甲状筋：舌下神経を介してC1、2
- 甲状舌骨筋：舌下神経を介してC1、2
- 肩甲舌骨筋：舌下神経を介してC1、2

内臓：頭部リンパ組織
栄養素：Vit. C、E、βカロテン、セレン、ヨウ素

舌骨下筋群：肩甲舌骨筋 M. omohyoideus

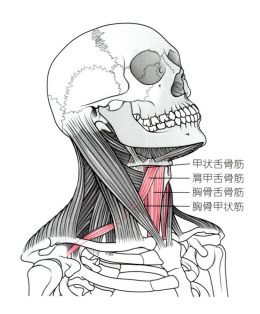

図 2.37 舌骨下筋群、解剖図

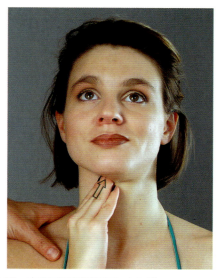

図 2.40 右の肩甲舌骨筋のチャレンジ。
その際、正常反応のインディケーター筋をテストする

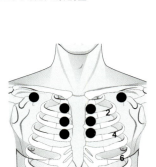

図 2.38 舌骨下筋群、神経リンパ反射点(NL) 前面

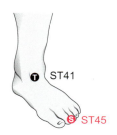

図 2.41 舌骨下筋群、瀉穴(S)、補穴(T)

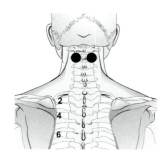

図 2.39 舌骨下筋群、神経リンパ反射点(NL) 後面

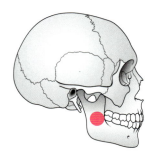

図 2.42 舌骨下筋群、神経血管反射点(NV)

28   2   筋肉

小指外転筋 M. abductor digiti minimi

解剖学
起始：尺側手根屈筋の腱、豆状骨
走行：小指球の筋肉でもっとも尺側
停止：小指の基節骨底の尺側面、指背腱膜

作用
小指の外転。小指の対立と基節骨の屈曲を補助。

テスト
肢位：小指を外転。
安定：患者の手を安定させる。
接触：指で尺側から小指の中節骨に。
患者：小指を外転する。
検査者：それに対して内転方向で支える。

よくある関連障害
圧迫障害：ギヨン管症候群、肘部管症候群など、すべての尺骨神経近位圧迫。
小指外転筋は小指対立筋よりも明確にテストできることが多い。
分節C8を調べるのに適した分節判別筋。

運動神経支配：尺骨神経、C（7）、C8、Th1

小指外転筋　M. abductor digiti minimi

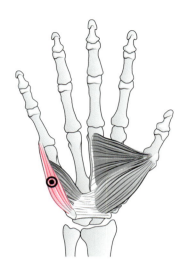

図2.43　小指外転筋、解剖図

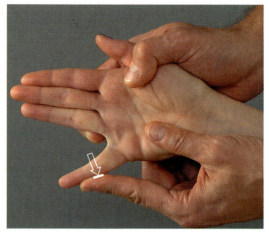

図2.45　小指外転筋、テスト

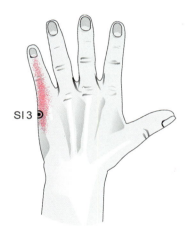

図2.44　小指外転筋、トリガーポイントと関連痛

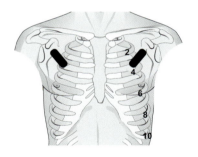

図2.46　小指外転筋、神経リンパ反射点(NL) 前面

母趾外転筋 M. abductor hallucis

解剖学
起始：踵骨隆起内側突起、屈筋支帯、足底腱膜、内側足底中隔

走行：縦アーチの内側を走行。短趾屈筋の内側で、浅層にある

停止：母趾の基節骨底の内側面

作用
母趾基節骨を外転し、屈曲を補助する。

弱化の徴候：外反母趾。舟状骨が内側へ沈んでいる。

テスト
安定：患者の前足部。

接触：脛側から母趾基節骨に。

患者：脛側へ押す。

検査者：それに対して腓側へ向けて支える。

患者がうまく動かせないことが多い。

筋筋膜症候群
圧迫原因：足部内在筋を支配する内側足底神経の枝が、母趾外転筋のトリガーポイントで圧迫されることがある。

よくある関連障害
足底筋膜炎：痛みを伴うこの疾患では、母趾外転筋など、足底筋膜に付着する筋肉の過緊張によって筋膜に小さい断裂が生じている可能性が高い。

圧迫障害：足根管症候群。

運動神経支配：内側足底神経（脛骨神経から）。
L5、S1

母趾外転筋　M. abductor hallucis　**31**

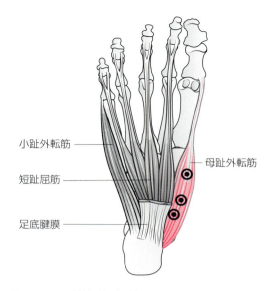

図 2.47　母趾外転筋、解剖図

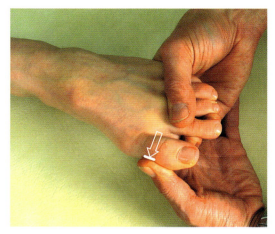

図 2.49　母趾外転筋のテスト

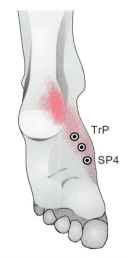

図 2.48　母趾外転筋、トリガーポイントと関連痛

長母指外転筋 M. abductor pollicis longus

解剖学

起始：尺骨後面（回外筋起始部の遠位）、前腕骨間膜、橈骨後面の中1/3

走行：橈骨の茎状突起上を腱が走行する。尺側から橈側に向けて、長母指伸筋、短母指伸筋、長母指外転筋の腱が視認、触診できる

停止：第1中手骨底の橈側面

作用

第1中手骨の橈屈と伸展。手関節の橈屈。母指の掌側外転の補助（手掌を垂直にした状態で、母指を手掌から離すように上げていく）。

弱化の徴候：母指の橈屈がしにくい。

テスト

肢位：患者は母指を伸ばして、基節骨と末節骨を曲げる。

安定：患者の手を尺側から。

接触：第1中手骨の骨頭の橈側面に。

患者：設定した肢位で、母指を手掌面で橈側へ向けて外転する。

検査者：それに対して掌側内転の方向で支える。

テスト時の注意点：この接触箇所は、母指CM関節症で痛みの多い箇所である。痛みを誘発すると、テストが正確でなくなる。

よくある関連障害

腱鞘炎、スキーによるトリガーポイント（ストックでの押し出し）。

圧迫障害：回外筋症候群、胸郭出口の圧迫。

運動神経支配：橈骨神経、C6、7、8

長母指外転筋　M. abductor pollicis longus　　**33**

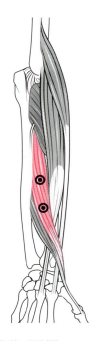

図 2.50　長母指外転筋、解剖図

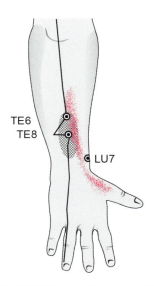

図 2.52　長母指外転筋、トリガーポイントと関連痛

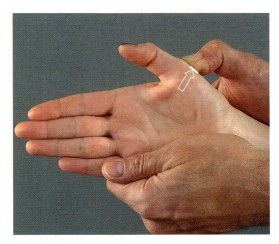

図 2.51　長母指外転筋、テスト

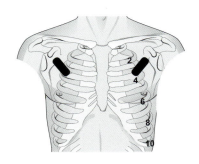

図 2.53　長母指外転筋、神経リンパ反射点（NL）前面

短母指外転筋 M. abductor pollicis brevis

解剖学
起始：小菱形骨結節、大菱形骨結節、屈筋支帯
走行：母指の内転筋と対立筋の橈側
停止：母指基節骨底の橈側面

作用
母指を手掌面から掌側外転する。母指基節骨を伸展する。手掌を水平にした状態で、母指を上方へ垂直に動かし、手掌から離す。
弱化の徴候：外転しにくい。手を完全に開くことが難しい。

テスト
肢位：手掌面で母指を完全に外転。
接触：母指基節骨の橈側面に。
患者：母指を外転方向へ押す。
検査者：それに対して手掌へ向けて支える。
テスト時の注意点：母指CM関節症では、疼痛誘発を避ける。

よくある関連障害
圧迫障害：手根管症候群。長母指外転筋のほうは橈骨神経に支配されるため、手根管症候群の影響を受けない（鑑別診断！）。
母指内転筋は尺骨神経支配のため、同じく鑑別診断のテストをする。

運動神経支配：正中神経、C6、C7

短母指外転筋　M. abductor pollicis brevis　　**35**

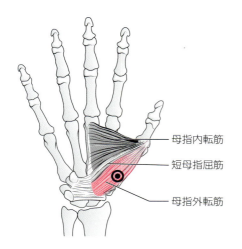

図 2.54　短母指外転筋、解剖図

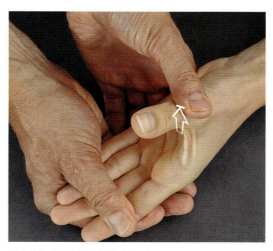

図 2.56　短母指外転筋のテスト

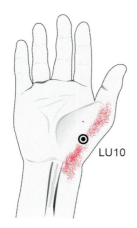

図 2.55　短母指外転筋、トリガーポイントと関連痛

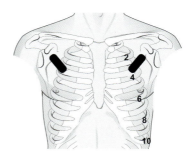

図 2.57　短母指外転筋、神経リンパ反射点（NL）前面

内転筋群

解剖学

起始:

恥骨筋:恥骨櫛から恥骨結節まで

長内転筋:恥骨の前面で、恥骨稜と恥骨結合の移行部

短内転筋:恥骨下枝の外面

大内転筋、前方の線維:恥骨下枝、坐骨枝

大内転筋、後方の線維:坐骨結節

走行:

恥骨筋、短内転筋、長内転筋、大内転筋の前方の線維:内上方から遠位下方・やや後方へ

大内転筋の後方の線維:内上後方から遠位の外前方へ

停止:

恥骨筋:大腿骨の恥骨筋線(主に前上方)

長内転筋:大腿骨粗線の中1/3(主に前方と恥骨筋の下方)

短内転筋:恥骨筋線の遠位2/3、粗線の近位1/2で、恥骨筋・長内転筋と大内転筋の間

大内転筋:小転子の下方で粗線にそって。内転筋結節。主に後方。大腿骨をほぼ上方から下方まで

作用

すべての筋:股関節の内転。

股関節の屈曲:恥骨筋、短内転筋、長内転筋。大内転筋の前方線維のごく一部。

股関節の内旋:恥骨筋、長内転筋、短内転筋。大内転筋のうち上方に停止する2つの筋部(「小内転筋」部と中部)。文献ではたいてい、内転筋群に共通の作用として外旋が挙げられている。しかし、支点は大腿骨頭の中心であり、内転筋群は骨頚部のレバーアームを介して大腿骨を動かす。そのため、骨盤の起始部が前方であるのに大腿骨の停止部が後方ならば内旋が生じる。

股関節の伸展:大内転筋の後方の線維(内転筋の坐骨下腿部)。

歩行メカニズム:長内転筋が活動するのは、歩行の立脚相の前、最中、直後である("Toe-off-Phase", Travell and Simons, 1992)。

大内転筋は、踵接地の前、最中、直後に活動する(遊脚相の終わりと立脚相の始め)。

大内転筋は階段を上がるときに活動するが、下りるときには活動しない。

以上の筋肉は歩行パターンの安定筋として働くが、一次の主動筋ではない。

弱化の微候:立位で、弱化筋の反対側へ骨盤が傾く。内反膝のことがある。開脚歩行の可能性がある。

内転筋群　37

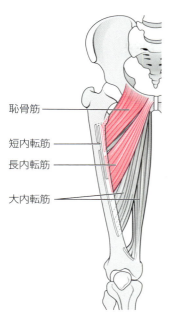

図2.58　恥骨筋、長内転筋

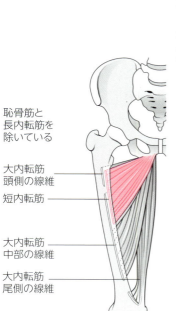

図2.59　短内転筋

図2.60　内転筋群（内側から）

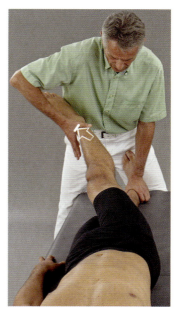

図2.61　恥骨筋と長内転筋のテスト

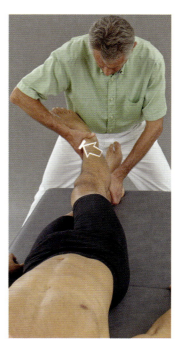

図2.62　大内転筋のテスト、頭側の線維

テスト

Kendallによる全体テスト
(Kendall and Kendall, 1983)

肢位：側臥位（図2.66）。テスト対象の下肢を下側にする。

安定：上側の下肢（テスト対象でない側）を約45°外転位で支持する。

接触：テスト側の下肢の下腿遠位。

患者：下側のテスト下肢を内側へ上げて約20°内転位にする。

検査者：患者の内転圧に対して外転方向で支える。

仰臥位の全体テスト

肢位：テスト対象でない下肢を30°外転し、テスト側の下肢を20°内転する。回旋はさせない（図2.64）。

恥骨筋／長内転筋のテスト。Beardallによる応用（Beardall, 1981）

肢位：仰臥位（図2.61）。テスト側の下肢を伸ばしたまま30°屈曲し、反対側の膝の上方へ動かす（30-40°内転）。最大に内旋する。

安定：反対側の下肢。

接触：内前方から。

患者：内転・軽く屈曲の方向へ引く。

検査者：それに対して支える。

短内転筋／大内転筋頭側線維のテスト

肢位：仰臥位（図2.62）。

安定：テスト対象でない下肢を安定させる。テスト側の下肢を20°内転、10-15°屈曲、約15°内旋する。

患者：内転とごくわずかな屈曲の方向へ押す。

検査者：反対方向で支える。

大内転筋中部線維のテスト

肢位：仰臥位（図2.64）。テスト対象でない下肢を約20°外転して安定させる。テスト側の下肢は回旋については中間位で、約20°内転する。

接触：内側から。

患者：下肢を内転方向へ押す。

検査者：それに対して支える。

大内転筋尾側線維（「坐骨下腿部」）のテスト

肢位：患者は腹臥位になる（図2.65）。テスト対象でない下肢を20°外転して安定させる。テスト側の下肢を15°伸展し、15°内転する。

接触：内背側から。

患者：膝を伸展したまま内転・伸展位で内側へ向けて下肢を押す。

検査者：それに対して支える。

テスト時の注意点：骨盤が中間位で安定していない。手の接触でテストベクトルが不正確になる。

内転筋群　**39**

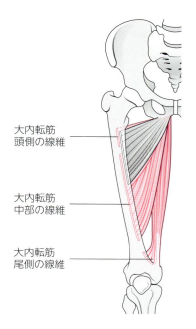

大内転筋頭側の線維

大内転筋中部の線維

大内転筋尾側の線維

図 2.63　大内転筋

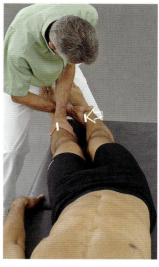

図 2.64　大内転筋中部のテストと内転筋群の全体テスト

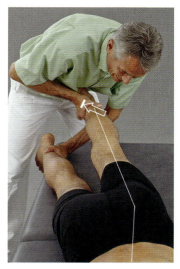

図 2.65　大内転筋坐骨下腿部のテスト

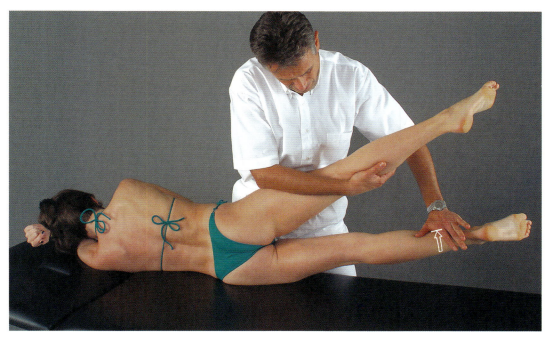

図 2.66　Kendallによる内転筋群の全体テスト：全体をテストしてから、恥骨筋、長内転筋、短内転筋、大内転筋頭側線維は屈曲と内旋を加えて、大内転筋坐骨下腿部は伸展位でテストする。

筋筋膜症候群

伸張テスト： 仰臥位。大内転筋の伸張テストには、伸ばした下肢を外転、軽く屈曲する。恥骨筋、長内転筋、短内転筋の伸張テストには、伸ばした下肢を外転、伸展する。

PIR： 上記の肢位から、息を吸いながら内転させる（図2.68）。外転位で伸張する（図2.67）。

屈曲、内旋の作用もある内転筋群には、Patrick肢位（診察台に横たわり、踵を反対側の膝のあたりに乗せる）が、PIRに適した開始肢位になる。患者は息を吸いながら自重に反して軽くテスト側の膝を上げる。治療者はそれに対して押す（膝に下方へ圧をかける）。

圧迫原因： 大内転筋に短縮やトリガーポイントがあると、内転筋管を通り抜けるときに大腿動脈が圧迫されることがある。この内転筋管には、下腿内側と足内側縁を感覚神経支配する伏在神経も走行している。

よくある関連障害

慢性仙腸関節不安定性（Leaf, 1996）。内転筋群にトリガーポイントが生じ、大腿内側のあたりに慢性痛が起きている。スポーツ選手では、リアクティブパターンによって前腕筋群に問題が現れる（Goodheart, 1976; Goodheart 1979）。内転筋群が収縮すると、交差パターンによって手関節伸筋への抑制作用が延長することがある（Shafer、口頭発表）。

圧迫障害： 閉鎖神経は場合によって閉鎖管のあたりで刺激される。これは股関節損傷や膀胱固定術で生じ得る。

運動神経支配：
- 恥骨筋：大腿神経、閉鎖神経、L2、3、4
- 短内転筋、長内転筋：閉鎖神経、L2、3、4
- 大内転筋：閉鎖神経、L2、3、4および坐骨神経、L4、5

内臓-体壁分節（TSライン）： L5
肋骨ポンプゾーン： 肋間腔、肋横突関節1、2、4、5、7
内臓： 生殖腺
経絡： 心包経
栄養素： Vit. A、B$_3$、C、E、PUFA、Mg、Se、Zn

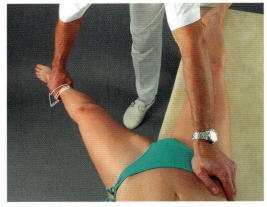

図2.67　恥骨筋、長内転筋、短内転筋、大内転筋頭側部の等尺性収縮後リラクゼーション（PIR）、伸張期

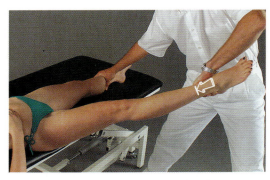

図2.68　大内転筋坐骨下腿部の等尺性収縮後リラクゼーション（PIR）、収縮期

内転筋群   41

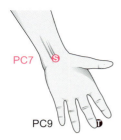

図2.69　内転筋群、瀉穴(S)、補穴(T)

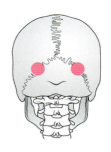

図2.71　内転筋群、神経血管反射点(NV)

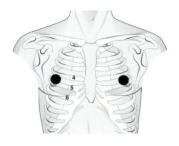

図2.70　内転筋群、神経リンパ反射点(NL) 前面

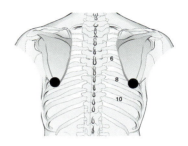

図2.72　内転筋群、神経リンパ反射点(NL) 後面

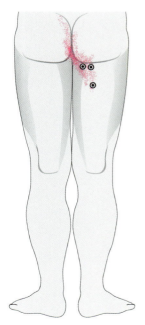

図2.73　大内転筋坐骨下腿部のトリガーポイント。会陰領域、直腸、前立腺に関連痛

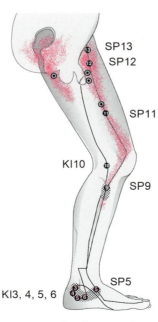

図2.74　トリガーポイントは腎経、脾経の近くにある。効果的な遠位穴は内果周辺のゾーンにある

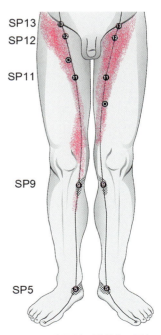

図2.75　右下肢は恥骨筋、長内転筋、短内転筋のトリガーポイント。左下肢は大内転筋頭側部のトリガーポイント

2　筋肉

母趾内転筋　M. adductor hallucis

解剖学
起始：

斜頭 ： 立方骨、外側楔状骨、第2-4中足骨底、長腓骨筋の腱鞘

横頭 ： 第3-5中足趾節関節の関節包靱帯、深横中足靱帯

走行：足底筋の中層（深層は底側骨間筋）

停止：母趾基節骨底の外側面

作用
母趾基節骨を内転し、屈曲を補助する。

弱化の徴候 ： 足の縦アーチと横アーチが沈んでいる。

テスト
接触：腓側から母趾基節骨底に。

患者：圧に対して腓側へ向けて支える。

検査者：母趾を脛側へ押す。

コーディネーションが困難なため、患者から始めるテストはほぼ不可能。

よくある関連障害
開張足、足底筋膜炎。

圧迫障害：足根管症候群。

運動神経支配：内側足底神経（脛骨神経から）。
S1、2

母趾内転筋　M. adductor hallucis　43

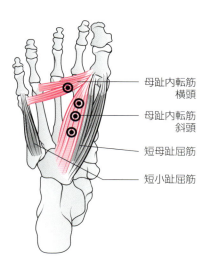

- 母趾内転筋横頭
- 母趾内転筋斜頭
- 短母趾屈筋
- 短小趾屈筋

図2.76　母趾内転筋、解剖図

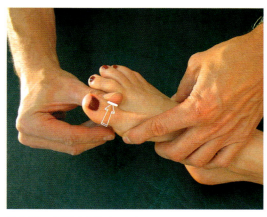

図2.78　母趾内転筋のテスト

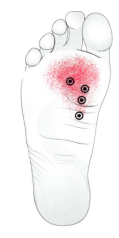

図2.77　母趾内転筋、トリガーポイントと関連痛

母指内転筋 M. adductor pollicis

解剖学
起始：
斜頭：第2・3中手骨底、有頭骨
横頭：第3中手骨の掌側面
走行： 母指対立筋の内側・遠位、線維は母指中手指節関節に収束
停止：
斜頭：母指の指背腱膜
横頭：母指基節骨底の尺側面

作用
母指中手指節関節の掌側内転。手掌を上へ向けて水平にした状態で、垂直の母指を手掌へ向けて下げる。対立時もともに働く。
弱化の徴候： 拳を握るときに母指が示指をしっかり押せない。

テスト
肢位： 患者は母指を手掌面で第2中手骨にそえる。
安定： 手を橈側からつかむ。
接触： 背尺側から母指基節骨に。
患者： 伸ばした母指を手掌へ向けて押す。
検査者： それに対して支える。
あるいは、伸ばした母指と第2中手骨橈側端の間に紙を入れる方法でテストしてもよい。検査者が紙を引き抜こうとする動きに対して患者は保持する。

テスト時の注意点： テストベクトルを誤ると、内転筋と対立筋の機能を判別できない。両筋の神経支配が異なるため、これは重要である（母指対立筋は正中神経に支配される）。

筋筋膜症候群
伸張テスト： 母指を手掌面から完全に外転し、伸展する。
PIR： 患者は伸張位から内転方向へ軽く収縮させる。治療者はそれに対して支える。弛緩期に軽く伸張する。

よくある関連障害
尺骨神経の圧迫症候群で、筋肉の弱化が生じる（ギヨン管症候群、肘部管症候群）。母指球のあたりに弱化が見られる場合、対立筋と内転筋の判別テストを行うと、手根管症候群かギヨン管症候群かが鑑別できる。
また、母指内転筋は分節C8/Th1をかなり確実にテストできる分節判別筋である。
圧迫障害： 肘部管症候群、ギヨン管症候群。

運動神経支配： 尺骨神経、C8、Th1

母指内転筋　M. adductor pollicis

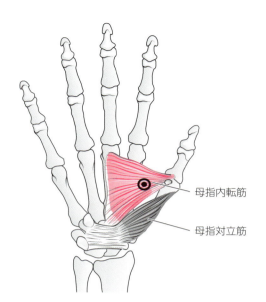

図2.79　母指内転筋、解剖図

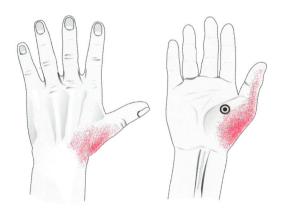

図2.80　母指内転筋、トリガーポイントと関連痛

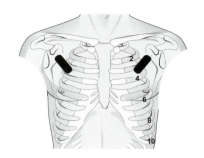

図2.81　母指内転筋、神経リンパ反射点(NL) 前面

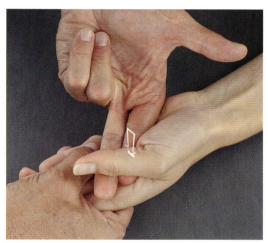

図2.82　母指内転筋のテスト

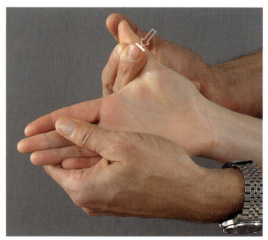

図2.83　母指内転筋の等尺性収縮後リラクゼーション(PIR)、収縮期

腹筋群

内腹斜筋　M. obliquus internus abdominis

解剖学

起始：胸腰筋膜深葉、腸骨稜、鼠径靱帯の外側1/2

走行：上内側へ斜行し（後方の線維）、水平になっていく（前方の線維）。外腹斜筋と腹横筋の間にある

停止：後方の線維は下部肋骨3-4本に付着し、それよりも前方の線維は腹直筋鞘につながる。前尾側の線維は、精索を包む精巣挙筋とともに鼠径管を通る

外腹斜筋　M. obliquus externus abdominis

解剖学

起始：第5-12肋骨の外面

走行：下内側へ斜行

停止：上方の線維は腹直筋鞘につながり、下方の線維は腸骨稜と鼠径靱帯に付着

内腹斜筋と外腹斜筋の作用

両側の活動では、恥骨結合と胸郭を寄せ、腹壁を安定させ、内臓を支える。

一側の活動では（一側の内腹斜筋とその反対側の外腹斜筋）、脊柱を回旋、側屈する。

弱化の徴候：下方の線維が弱化すると、「下垂腹」や「便腹」（Mayrによる。Rauch, 1994）になる。両側の筋の弱化では骨盤が前傾し、一側の弱化では腸骨が前傾する。足の着地時に片側の腹部がふくらむ。

腹斜筋前部のテスト

基本的に、一側の外腹斜筋とその反対側の内腹斜筋をテストする。

肢位：股関節を75°屈曲、体幹を左へ約45°回旋して（右肩が前方に来る）、右の外腹斜筋と左の内腹斜筋をテストする（図2.85）。

下方の線維を対象にするには、股関節を90°屈曲してテストを行う。

安定：患者の下肢を伸ばして、または軽く曲げて診察台上で安定させる。

接触：全体：組んだ腕で、前方に来ている肩のあたりに接触する。

外腹斜筋の場合、前方の肩に接触すると、対側の内腹斜筋との判別がいくらかしやすくなる。骨盤の十分な安定に注意する。

後方に来ている肩側の内腹斜筋を対象にするには、検査手で後方の肩に接触する（図2.86）。

患者：前方（足の方向）へ屈曲しながら息を吐く。

検査者：それに対して伸展方向で支える。

その他：腹筋でよく使われるトレーニングと同じ方法でテストすることもできる（図2.88）。患者は胸郭だけを診察台から上げ、テスト側と反対のほうへ完全に回旋する（両腕は胸部の前で組んでおく）。検査者は上方へ回転した肩に接触し、患者の体幹を台へ向けて押す。

テスト時の注意点：検査者のテストベクトルが尾方へ向かいすぎると、他の強力な筋肉をテストしてしまう。また、呼気で筋肉の相対力が増す。腰椎が曲がっていると、大小腰筋がさらに動員される。

腹筋群：外腹斜筋　M. obliquus externus abdominis

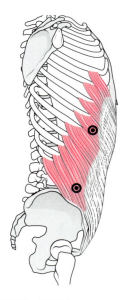

図 2.84　外腹斜筋、解剖図

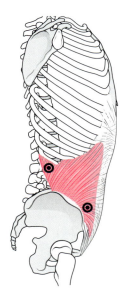

図 2.87　内腹斜筋、解剖図

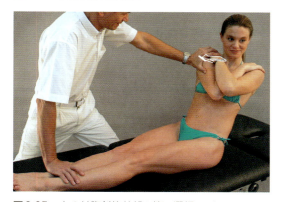

図 2.85　右の外腹斜筋前部の第一選択テスト

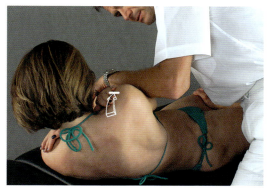

図 2.88　腹斜筋のもう１つのテスト

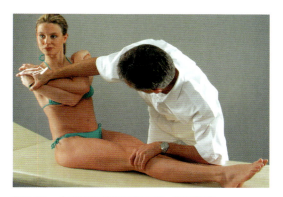

図 2.86　右の内腹斜筋前部の第一選択テスト

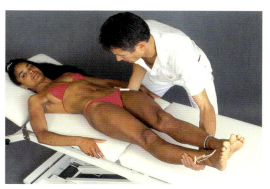

図 2.89　腹斜筋後部のテスト。
両下肢を診察台から15cm上げた状態で行う

腹斜筋後部のテスト

肢位：仰臥位で下肢を15cmほど診察台から上げ、テストする筋肉の側へ10°側屈する（図2.89）。
安定：反対側の股関節。
患者：下肢をテスト側へ引く。
検査者：それに対して支える。

腹斜筋後部のテストでは、腰方形筋の強い共同作用に注意すること。腰方形筋は下肢を平面に置いてテストする。

筋筋膜症候群

伸張テスト：患者は診察台に座る。検査者は患者の骨盤のすぐ横に膝を置く。患者は肘を曲げてテスト側の腕を高く上げる。その肘をつかんで、自分の大腿上へ患者の体幹を曲げる。

側方の腹壁・胸壁を下方へ向けて支えながら、患者に息を吸うように指示すると、体側のすべての部位を可動化、伸張することができる。体幹に屈曲や伸展を加えれば、背側部や腹側部のほうが伸張される。

PIR：伸張位で視線を上げて息を吐くと、わずかに筋収縮できる（腹筋群は呼気で収縮する）。弛緩期に（視線を下げて息を吸う）、検査者は肘のレバーアームを介して軽く伸張する。

よくある関連障害

慢性骨盤不安定性（腸骨の前傾）、「スポーツヘルニア」。腹斜筋と腹横筋は仙腸関節の安定に強く関わる（Richardson et al., 2002）。

運動神経支配：Th7-12
内臓—体性分節：Th6-7
肋骨ポンプゾーン：肋間腔、肋横突関節1、2、7、10
内臓：小腸
経絡：小腸経
栄養素：Vit. E、コエンザイムQ10、酵素、塩酸ベタイン、プロバイオティクス、L-グルタミン

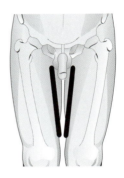

図2.90　腹斜筋群、神経リンパ反射点（NL）前面

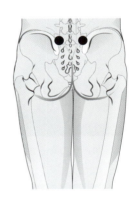

図2.91　腹斜筋群、神経リンパ反射点（NL）後面

腹筋群：外腹斜筋　M. obliquus externus abdominis

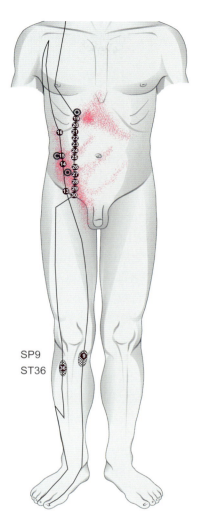

図2.92　腹斜筋群のトリガーポイントと関連痛

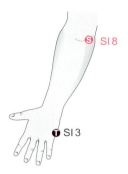

図2.93　腹斜筋群、瀉穴(S)、補穴(T)

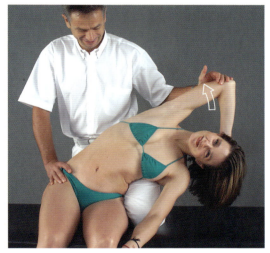

図2.94　伸張位から行う等尺性収縮後リラクゼーション(PIR)：息を吐いて収縮、視線を上げる

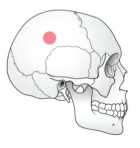

図2.95　腹斜筋群、神経血管反射点(NV)

腹直筋 M. rectus abdominis

解剖学
起始：恥骨結節から恥骨結合の間の上縁
走行：垂直に上方へ広がっていく。3本の中間腱で分画される
停止：第5-7肋骨の軟骨、剣状突起

作用
胸骨と恥骨結合を寄せて、骨盤を後方へ向けて安定させる。腹斜筋とともに腹部の内臓を安定させる。吸気で弛緩し、強制呼気で収縮する。
弱化の徴候：骨盤が前傾している。上方の分画が弱化している場合は上腹部がふくらみ（Mayrによる大太鼓腹、ガス腹；Rauch, 1994）、下方が弱化していれば下腹部がふくらんでいる（Mayrによる便腹、種まき姿勢）。

テスト
肢位：患者は上体を直立させて座り、膝は約45°曲げるか伸ばしておく。腰椎は通常の前弯にする。両上肢を胸部で組み、上体をテスト対象の反対側へ10°回す。
接触：組んだ上肢。
安定：両側の下肢を診察台上で。
患者：体幹を屈曲方向へ押し出しながら息を吐く。

検査者：それに対して伸展方向で支える。
圧のベクトルは、屈曲時に体幹が描く弧にそわせる。
開始肢位で体幹を大きめに屈曲すると（80-110°、図2.101）、下方の分画がテストされ、小さめに屈曲すると上方の分画がテストされる（80-45°、図2.102）。両側の腹直筋をテストする場合は、体幹の回旋を中間位にしておく。

他のテスト
上記のテスト法では、膝を曲げていても大小腰筋が強力な共同筋として働くため、腹筋でよく使われるトレーニングと同じ方法を用いることもできる（図1.103）。患者は胸部で組んだ上肢とともに胸部だけを診察台から上げる。検査者は組んだ上肢に接触し、患者の上体を台のほうへ押すようにする。
テスト時の注意点：検査者のテストベクトルが尾方へ向かいすぎると、他の強力な筋肉をテストしてしまう。また、呼気で筋肉の相対力が増す。腰椎が曲がっていると、大小腰筋がさらに動員される。

運動神経支配：Th5-12
内臓─体性分節：Th6、7
肋骨ポンプゾーン：肋間腔、肋横突関節3、5、10
内臓：小腸
経絡：小腸経
栄養素：Vit. E、コエンザイムQ10、塩酸ベタイン、プロバイオティクス
SR（脊椎性反射症候群）の所属：恥骨結合の病変（尾側部）

腹筋群：腹直筋　M. rectus abdominis　　**51**

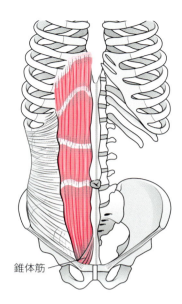

図2.96　腹直筋と錐体筋、解剖図

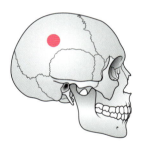

図2.97　腹直筋、神経血管反射点（NV）

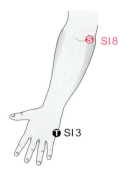

図2.98　腹直筋、瀉穴（S）、補穴（T）

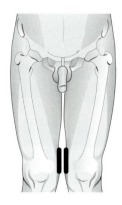

図2.99　腹直筋、神経リンパ反射点（NL）前面

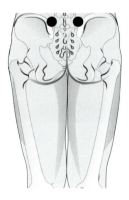

図2.100　腹直筋、神経リンパ反射点（NL）後面

筋筋膜症候群

伸張テスト：クッションをしいて腰椎を過前弯にした状態、または腹臥位でテストする。

PIR：できない。

圧迫原因：脊髄神経の前枝が腹直筋で刺激されることがあり、それによって該当の分節領域に体壁痛が生じ、場合により内臓痛も伴う。

よくある関連障害

矢状縫合の病変（たいてい圧迫）は、Goodheartによると（出典：Walther 1983; Walther 2000）、両側の腹直筋の機能的抑制と関連している。

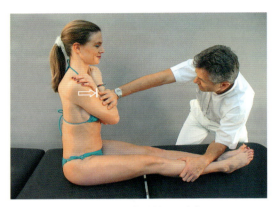

図2.101　腹直筋のテスト（尾側部、両側）

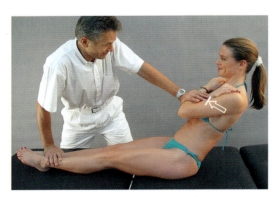

図2.102　腹直筋のテスト（頭側部、両側）

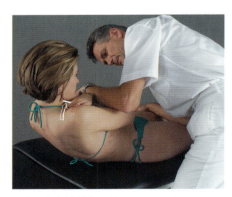

図2.103　腹直筋（右）のもう1つのテスト

腹筋群：腹直筋 M. rectus abdominis

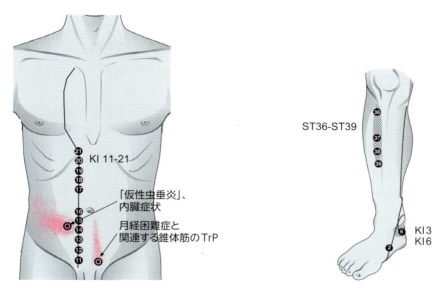

図 2.104　腹直筋のトリガーポイントと関連痛

図 2.105　腹直筋、効果的な遠位穴

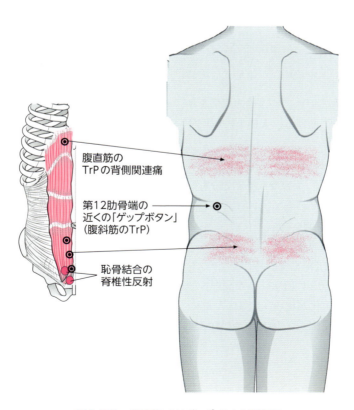

図 2.106　腹直筋、トリガーポイントと関連痛

骨盤底筋群

恥骨尾骨筋　M. pubococcygeus

解剖学
起始：恥骨の内面
走行：背尾側へ
停止：内側の線維は会陰の腱中心に付着し、前立腺の筋膜（前立腺挙筋）または膣壁（恥骨膣筋）に入り込む
尾側の線維は恥骨直腸筋として直腸を包み、反対側の線維とともにスリングを作る。
外側の線維は尾骨と仙骨に達する。

作用
肛門挙筋の一部。骨盤底を挙上し、膀胱と直腸の括約を補助する。矢状面で骨盤内臓の安定を補助する。

テスト
肢位：患者は腹臥位になり、テスト側の下肢を4cmほど上げ、膝を90°曲げる。大腿を約40°内旋する（足が外方へ向かう）。
安定：反対側の下肢の膝。
接触：テスト側の下肢に、下方から膝を支持する形で。
患者：下肢を全力で反対側へ引く。
検査者：それに対して支える。
その他：このテストでは明らかに内転作用をテストしている。これはBeardall（1981）が記述したものである。テストで弱化が見られた際に、筋に起始停止テクニック（Garten, 2012の第10.3.1項を参照）を用いるか、リンパ反射ゾーンを刺激するとほぼつねに機能的弱化が消失するという点から、このテストは現場で証明されている。内転筋の正常な機能には、骨盤底筋の共同作用が欠かせないと考えられる。
テスト時の注意点：内転筋の機能的弱化は除外する必要がある。たいていは上記の療法を施すことで除外できる。

筋筋膜症候群
PIR：Lewit（1992）によるテクニックで、ある程度の効果が期待できる。
患者は腹臥位になり、左右の殿部に両手で触れて広げる。息を吸いながら（10秒）、便と尿を我慢するように左右の殿部と骨盤底を締める（図2.109）。その後の弛緩期では息を吐きながら（10秒）筋の力を抜いて、両手で軽く側方へ伸張する（図2.111）。

よくある関連障害
仙骨後頭骨テクニック（SOT）によるカテゴリー1と2の骨盤病変（Garten, 2016の第3.2項）。
尾骨痛、女性の性交痛（とくに挿入時）、男性の会陰領域の射精痛。
会陰切開の有無を問わず、出産後の骨盤底に関連する問題すべて：腹圧性失禁、内臓下垂。骨盤隔膜は、上方から中間にある横隔膜と1つのユニットとしてとらえ、治療する必要がある。

運動神経支配：S（4）、S5
経絡：大腸経
栄養素：Vit. E、コエンザイムQ10、プロバイオティクス、L-グルタミン
SRの所属：恥骨結合の病変（尾側部）

骨盤底筋群：恥骨尾骨筋　M. pubococcygeus　　**55**

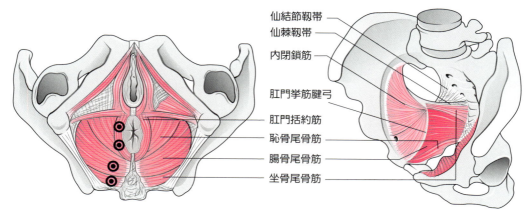

図2.107　骨盤底筋群、解剖図

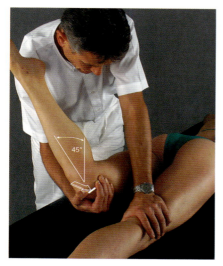

図2.108　恥骨尾骨筋のテスト

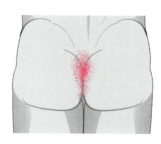

図2.110　骨盤隔膜のトリガーポイントの関連痛

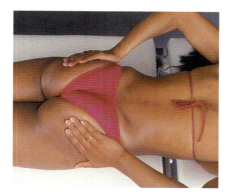

図2.109　殿筋群と骨盤底の等尺性収縮後リラクゼーション（PIR）：吸気相の収縮

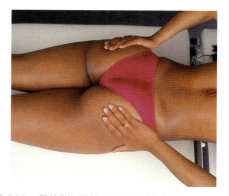

図2.111　殿筋群と骨盤底の等尺性収縮後リラクゼーション（PIR）：呼気相の弛緩

腸骨尾骨筋　M. iliococcygeus

解剖学

起始：恥骨や坐骨の内面を坐骨棘まで。肛門挙筋腱弓

走行：恥骨尾骨筋の背側

停止：尾骨の側縁。肛門と尾骨の間の強力な線維である肛門尾骨靱帯

作用

骨盤底を挙上し、骨盤内臓を支持する。

テスト

肢位：患者は腹臥位。テスト側の下肢を約10cm上げ、膝を曲げる。

安定：反対側の下肢を膝のあたりで。

接触：テスト側の下肢に、下方から膝を支持する形で。

患者：膝を反対側へ引く。

検査者：それに対して支える。

テスト時の注意点：恥骨尾骨筋を参照。

筋筋膜症候群

PIR：恥骨尾骨筋を参照。

尾骨筋（坐骨尾骨筋とも）
M. coccygeus (M. ischiococcygeus)

解剖学

起始：坐骨棘の内面

停止：仙骨の尾側部の内面、尾骨

作用

腱状に変化していることが多いこの筋は、仙結節靱帯に移行して負荷を分担する。

テスト

肢位：腹臥位。下腿を90°曲げ、大腿を45°外旋しておく（足が内側へ向かう）。

安定：反対側の下肢を膝のあたりで。

接触：テスト側の下肢に、下方から膝を支持する形で。

患者：膝を反対側へ引く。

検査者：それに対して支える。

テスト時の注意点：恥骨尾骨筋を参照。

骨盤底筋群：尾骨筋（坐骨尾骨筋とも） M. coccygeus (M. ischiococcygeus) **57**

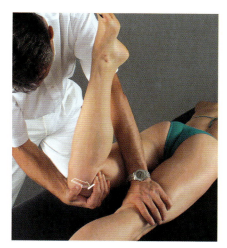

図2.112　腸骨尾骨筋のテスト

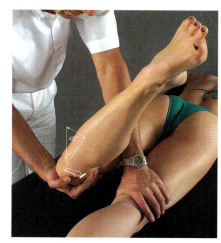

図2.115　尾骨筋のテスト

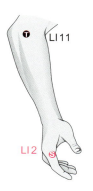

図2.113　骨盤底筋群、瀉穴（S）、補穴（T）

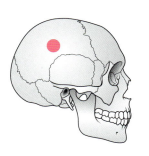

図2.116　骨盤底筋群、神経血管反射点（NV）

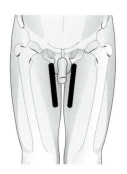

図2.114　骨盤底筋群、神経リンパ反射点（NL）前面

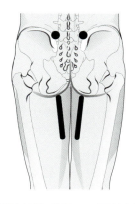

図2.117　骨盤底筋群、神経リンパ反射点（NL）後面

上腕二頭筋　M. biceps brachii

解剖学
起始：
長頭：肩甲骨の関節上結節
短頭：烏口腕筋とともに烏口突起
走行： 長頭の腱は上腕骨頭の結節間溝を通る
停止： 腱が1つになって橈骨粗面

作用
肘関節の屈曲と回外、肩関節の屈曲（長頭）。上腕骨の外転補助（長頭）。上腕骨の内転補助（短頭）。
弱化の徴候： 肘の屈曲時に回内する。

テスト
肢位： 肘を80°曲げて回外する（図2.121）。
安定： 肘を支持する。
接触： 前腕の遠位。
患者： 肘を最大力で曲げる。
検査者： それに対して、屈曲時に前腕が描く弧の接線方向で支える。

二頭筋長頭のテスト（近位部）
肢位： 上腕骨を45°屈曲、20°外転しておく（図2.123）。前腕は回外、屈曲して、垂直に立てる。拳を握る。
安定： 肩を背側から。
接触： 患者の拳に上方から。
患者： 拳を最大力で頭側へ押す。
検査者： それに対して、尾側方向のベクトルで支える。
テスト時の注意点： 肘の安定不足と回外の不足に注意する。

筋筋膜症候群
伸張テスト： 肩と肘を最大伸展し、前腕を回内させ、筋肉を他動的に肩関節上で伸張する。
PIR： 伸張位で肩と上肢を安定させる。このとき、肩と前腕遠位をつかむ。患者は肩と肘の屈曲方向へ二頭筋をごくわずかに収縮させる。弛緩期に、検査者はとくに肩のところを軽く伸張する。

よくある関連障害
上腕二頭筋長頭腱の刺激と脱臼。右肩痛はかなり多くの例でオープン回盲弁が原因になっている。これは、関連の神経リンパ反射が二頭筋長頭腱上に位置しているためである。
圧迫障害： C5とC6の神経根病変（C5/6の椎間孔；Patten, 1998）、烏口腕筋での筋皮神経絞扼。

運動神経支配： 筋皮神経、C5、6
肋骨ポンプゾーン： 肋間腔、肋横突関節7、9
内臓： 胃
経絡： 胃経
栄養素： ホスファターゼ

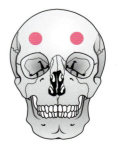

図2.118　上腕二頭筋、神経血管反射点（NV）

上腕二頭筋　M. biceps brachii

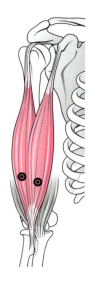

図2.119　上腕二頭筋、解剖図

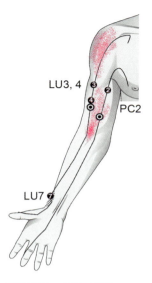

図2.120　上腕二頭筋、効果的な遠位穴

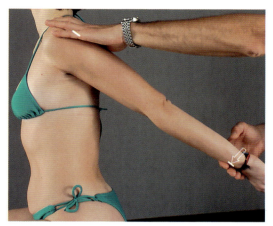

図2.122　上腕二頭筋の等尺性収縮後リラクゼーション（PIR）

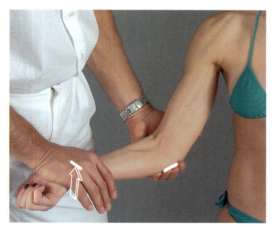

図2.121　肘の屈曲テスト

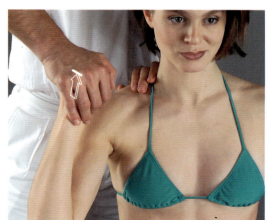

図2.123　上腕二頭筋長頭のテスト

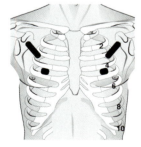

図2.124　上腕二頭筋、神経リンパ反射点（NL）前面

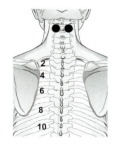

図2.125　上腕二頭筋、神経リンパ反射点（NL）後面

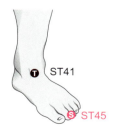

図2.126　上腕二頭筋、瀉穴（S）、補穴（T）

上腕筋　M. brachialis

解剖学

起始：上腕骨体の腹側の遠位2/3（三角筋粗面の遠位）、内側と外側の筋間中隔

走行：上腕二頭筋の下方。二頭筋と上腕骨の間で、遠位1/2の内側と外側に触診できる

停止：尺骨粗面

作用

肘関節の単純屈曲。

テスト

肢位：肘を80°曲げ、回内・回外の中間位に維持する。中間位にすることで上腕二頭筋のテストとの違いが出るが、腕橈骨筋のテストに近くなる。腕橈骨筋はKendallとKendall（1983）、Walther（2000）によるテストでは中間位、Beardall（1983）によるテストでは完全回内位をとる。

安定：肘を支持する。

接触：前腕の遠位。

患者：肘を最大力で曲げる。

検査者：それに対して、屈曲時に前腕が描く弧の接線方向で支える。

テスト時の注意点：肘の安定が不足する。回外している。

筋筋膜症候群

伸張テスト：肘を最大に伸展、前腕を回外、肩を屈曲させて筋肉を伸張し、上腕二頭筋は弛緩させておく。

PIR：肘の伸展には制限があるので、ひどく短縮している場合のみPIRが有効である。伸張位で息を吸いながら（10秒）抵抗に反して軽く肘を曲げる。弛緩期に治療者は軽く伸張する。

圧迫原因：橈骨神経の浅枝（皮枝）の圧迫。母指背側の感覚鈍麻や疼痛が生じる。

よくある関連障害

圧迫障害：烏口腕筋での筋皮神経絞扼、椎間孔C5/C6、神経根C6あたりの圧迫（Patten, 1998）。

運動神経支配：筋皮神経、C5、6
内臓：胃
経絡：胃経
栄養素：Ca、Mg、Fe、Vit. B_5、PUFA、ホスファターゼ

上腕筋　M. brachialis　　61

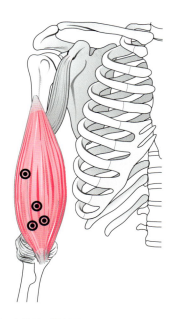

図2.127　上腕筋、解剖図

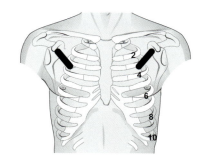

図2.129　上腕筋、神経リンパ反射点(NL) 前面

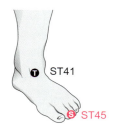

図2.130　上腕筋、瀉穴(S)、補穴(T)

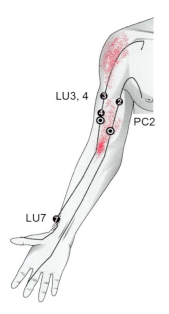

図2.128　上腕筋、効果的な遠位穴LU7

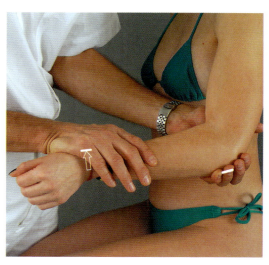

図2.131　上腕筋のテスト

腕橈骨筋　M. brachioradialis

解剖学
起始：上腕骨の外側縁を三角筋停止部まで。外側上腕筋間中隔
走行：肘屈筋でもっとも橈側
停止：橈骨茎状突起の近位

作用
回内時の強力な肘屈筋。前腕を回内と回外の中間位にもっていく。
弱化の徴候：上肢を下垂したときに完全に伸展する。

テスト
肢位：肘を75°曲げ、回内と回外の中間位にする（Walther, 1981; Kendall and Kendall, 1983）。完全に回内すると（Beardall 1983）、上腕筋のテストとの違いがより明確になる。
安定：肘。
接触：前腕の遠位。
患者：検査者の抵抗に反して前腕を屈曲方向へ引く。
検査者：それに対して、屈曲時に前腕が描く弧の接線方向で支える。

テスト時の注意点：肘の安定が不足する。

筋筋膜症候群
伸張テスト：肘を支持し、完全に伸展して、回内し、手を尺屈させる。この動きでトリガーポイント痛が誘発される。
PIR：肘の伸展による伸張には制限があるので、この筋単独のPIRはあまり有効でない。トリガーポイントと硬直は、手や指の伸筋との協働で生じることが多いため、ともに治療する必要がある。

よくある関連障害
この筋のトリガーポイントと関連痛は、「上顆炎」と混同されることがある。
圧迫障害：腕橈骨筋は、神経根C6、椎間孔C5/C6の病変を調べるのに適した分節判別筋である（Patten, 1998）。

> **運動神経支配**：橈骨神経、C5、6
> **肋骨ポンプゾーン**：肋間腔、肋横突関節4、5
> **内臓**：胃
> **経絡**：胃経
> **栄養素**：Ca、Mg、Fe、Vit. B_5、PUFA、ホスファターゼ

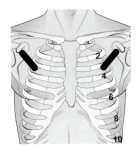
図2.132　腕橈骨筋、神経リンパ反射点(NL) 前面

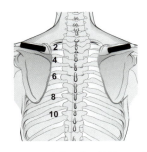
図2.133　腕橈骨筋、神経リンパ反射点(NL) 後面

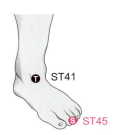
図2.134　腕橈骨筋、瀉穴(S)、補穴(T)

腕橈骨筋　M. brachioradialis　　63

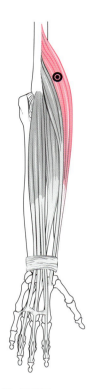

図2.135　腕橈骨筋、解剖図

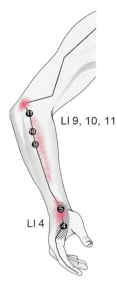

図2.137　腕橈骨筋、トリガーポイント、関連痛、効果的な遠位穴

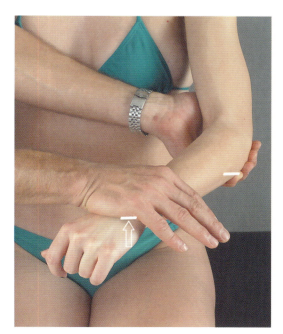

図2.136　腕橈骨筋のテスト

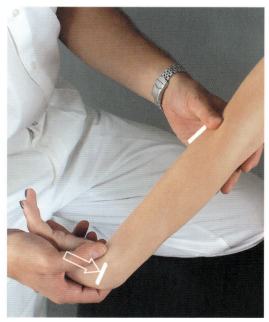

図2.138　腕橈骨筋の等尺性収縮後リラクゼーション（PIR）

烏口腕筋　M. coracobrachialis

解剖学
起始：烏口突起。上腕二頭筋短頭とともに
走行：上腕二頭筋短頭腱の下方
停止：上腕骨の中央、小結節稜

作用
上腕骨の屈曲、内転、内旋。
弱化の徴候：髪をとかしにくい。

テスト
肢位：肩を45°屈曲、45-60°外転し、肘を完全屈曲、回外して、共同筋である上腕二頭筋を最大に短縮させる。
安定：肩。
接触：肘のごく近位で、患者の上腕に。
力の強い患者（とくにスポーツ選手）では、上記のテスト肢位で曲げた肘に上方から接触し、上腕の屈曲時に肘が描く弧のベクトル方向で患者の圧に反して支える。
患者：抵抗に反して上腕を屈曲方向へ引く（軽く内転要素を加える）。
検査者：それに対して、伸展・軽い外転方向で支える。
テスト時の注意点：外転が不十分。

筋筋膜症候群
伸張テスト：上腕骨を伸展して最大外転、外旋する。
PIR：仰臥位。伸張位で上肢の自重に反して筋収縮させる。弛緩期は、上肢の自重でそのまま伸張させる（訳者注：写真は座位。仰臥位では自重を利用できる）。
圧迫原因：過緊張の場合、筋皮神経の絞扼が起こることがある。とくに長時間の頭上作業時など（Leaf, 1996）。ただしこれは臨床的にはあまり見られないようである（Travell and Simons, 1983）。症状としては、上腕二頭筋や上腕筋の弱化、前腕橈側のパレステジアがあるとされる。

よくある関連障害
機能的抑制と、共同筋である三角筋の過緊張が相互に関係していることが多い。
神経根C6（椎間孔C5/6）に病変があると、烏口腕筋の弱化（Patten, 1998）、胸郭出口症候群（斜角筋症候群、肋鎖症候群）が生じる。

> **運動神経支配**：筋皮神経（C5、C6）
> **内臓-体性分節**：Th3
> **肋骨ポンプゾーン**：肋間腔、肋横突関節4、8
> **内臓**：肺
> **経絡**：肺経
> **栄養素**：Vit. C、E、βカロテン、セレン、N-アセチルシステイン

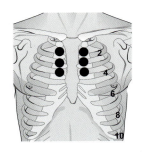

図2.139　烏口腕筋、神経リンパ反射点（NL）前面

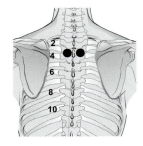

図2.140　烏口腕筋、神経リンパ反射点（NL）後面

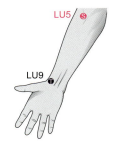

図2.141　烏口腕筋、瀉穴（S）、補穴（T）

烏口腕筋　M. coracobrachialis

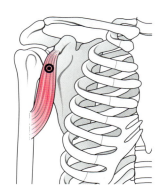

図 2.142　烏口腕筋、解剖図

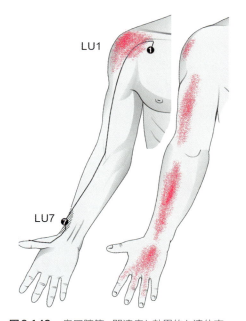

図 2.143　烏口腕筋、関連痛と効果的な遠位穴

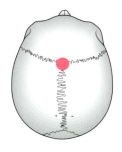

図 2.144　烏口腕筋、神経血管反射点（NV）

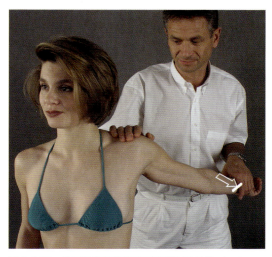

図 2.145　烏口腕筋の等尺性収縮後リラクゼーション（PIR）

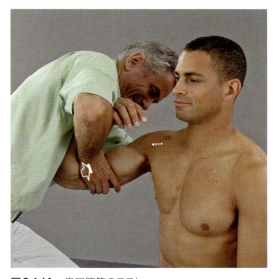

図 2.146　烏口腕筋のテスト

三角筋 M. deltoideus

三角筋中部（肩峰部）
M. deltoideus, Pars medialis (Pars acromialis)

解剖学
起始：肩峰
走行：垂直に走行
停止：上腕骨の三角筋粗面

作用
上腕骨の外転。これは三角筋3部の全体作用でもある。

テスト
肢位：患者は上腕を90°外転して内旋・外旋の中間位にし、肘を90°屈曲する。
これは三角筋の全体テストの肢位でもある。
安定：患者の上体を中間位にし、反対側の肩を手で安定させる。
接触：やわらかく肘に。
患者：かけられる抵抗に反して、外転方向、上方へ向けて全力で押す。
検査者：それに対して、下方へ圧を加えて内転方向で支える。力のベクトルは必ず内転方向とし、屈曲・伸展要素が加わってはいけない。
患者と検査者の力比率によってレバーアームの長さが必要なときは、例外的に肘を伸ばしてテストしてもよい。
テスト時の注意点：上腕骨はテスト前に外転し、テストベクトルは必ず内転方向とすること。上腕骨を回旋してはいけない。十分に安定させる。患者と検査者の力比率に対してレバーアームが長すぎてはいけない（「長いレバーアーム」でテストしない）。

筋筋膜症候群
伸張テスト：座位の患者の上肢を上体の後方で内転する。反対側の肩甲骨へ手を伸ばすような形。
PIR：治療者が行う。患者は伸張位から中間位方向へ軽く筋収縮させる。治療者は弛緩期に軽く伸張する。

よくある関連障害（三角筋全体）
両側に機能的弱化が見られるときは、頚胸移行部のフィクセーションを示すことが多い。三角筋が損傷している場合は、肩鎖関節が不安定になる。反対に、関節と靱帯が損傷していれば、三角筋が抑制される。三角筋の抑制によって、僧帽筋上部と棘上筋が過緊張の状態になり、トリガーポイントが作られる。
圧迫障害：神経根C5に病変があると、三角筋を含む外転筋が弱化する（Patten, 1998）。斜角筋症候群、肋鎖症候群、小胸筋症候群。腕神経叢の3部位のどこで圧迫が起こっても、後束から腋窩に入る腋窩神経に関係し得る。外側腋窩隙症候群。

運動神経支配：腋窩神経、C4、5、6
内臓-体壁分節（TSライン）：Th3
肋骨ポンプゾーン：肋間腔、肋横突関節2、3、4、7、10
内臓：肺、胸腺
栄養素：Vit. C、βカロテン、Vit. E、セレン、N-アセチルシステイン
SRの所属：胸椎・第1腰椎・第2腰椎の分節

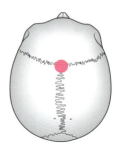

図2.147　三角筋、神経血管反射点（NV）

三角筋：三角筋中部（肩峰部）　M. deltoideus, Pars medialis (Pars acromialis)

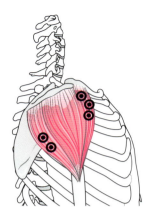

図2.148　三角筋、解剖図

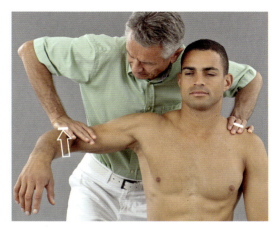

図2.150　三角筋中部のテスト

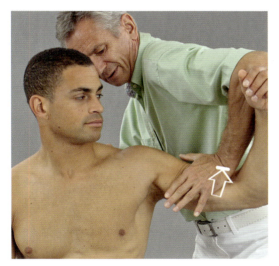

図2.149　三角筋前部のテスト

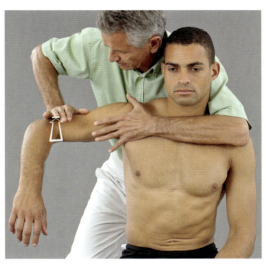

図2.151　三角筋後部のテスト

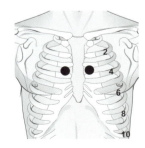

図2.152　三角筋、神経リンパ反射点(NL) 前面

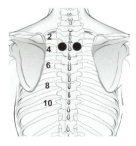

図2.153　三角筋、神経リンパ反射点(NL) 後面

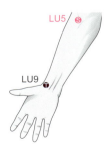

図2.154　三角筋、瀉穴(S)、補穴(T)

三角筋前部（鎖骨部）
M. deltoideus, Pars anterior (Pars clavicularis)

解剖学
起始：鎖骨の肩峰側1/3
走行：前上方から後下方へ収束
停止：上腕骨の三角筋粗面

作用
上腕の外転、屈曲、内旋。
弱化の徴候：上肢の下垂時にわずかに外旋している。テスト肢位を維持できず、他の筋肉を動員する。

テスト
肢位：上腕を90°外転、45°外旋、10°屈曲し、肘を90°曲げる。
安定：患者の肩を後方から前方へ向けて。
接触：肘の近くで上腕の遠位に。
患者：外転・屈曲方向、前腕の延長線方向へ押す。
検査者：それに対して支える。
テスト時の注意点：上腕骨はテスト前に外転し、テストベクトルは必ず内転・伸展方向とすること。

筋筋膜症候群
伸張テスト：患者は椅子に座る。上肢を伸展、外旋する（伸張テストは完全には行えない）。
PIR：治療者が行う。患者は伸張位から中間位方向へ軽く筋収縮させる。治療者は弛緩期に軽く伸張する。

三角筋後部（肩甲棘部）
M. deltoideus, Pars posterior (Pars spinalis)

解剖学
起始：肩甲棘の外側2/3
走行：後上方から前下方へ収束
停止：上腕骨の三角筋粗面

作用
上腕骨の伸展、外旋、外転。
弱化の徴候：わずかに内旋している。

テスト
肢位：患者は上腕骨を90°外転、45°内旋、10°伸展させる。
安定：肩を前方から。
接触：後上方から肘に。
患者：後上方へ向けて、前腕の延長線方向とは逆方向へ押す。
患者と検査者の力比率によってレバーアームの長さが必要なときは、例外的に肘を伸ばしてテストしてもよい。
検査者：それに対して支える。
テスト時の注意点：上腕骨はテスト前に外転し、テストベクトルは必ず内転・屈曲方向とすること。患者がテスト反対側へ傾いて棘上筋が動員されることは絶対に避ける。

筋筋膜症候群
伸張テスト：上肢を最大に内転する。座位の患者の上肢を胸の前で引く。
PIR：治療者が行う。患者は伸張位から中間位方向へ軽く筋収縮させる。治療者は弛緩期に軽く伸張する。

三角筋：三角筋後部（肩甲棘部） M. deltoideus, Pars posterior (Pars spinalis)　　69

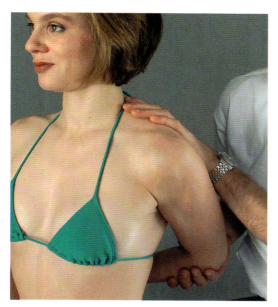

図2.155　三角筋中部と前部の等尺性収縮後リラクゼーション（PIR）

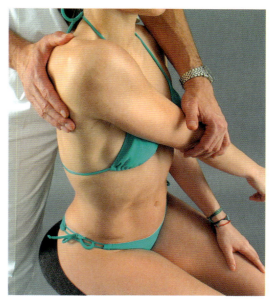

図2.157　三角筋後部の等尺性収縮後リラクゼーション（PIR）

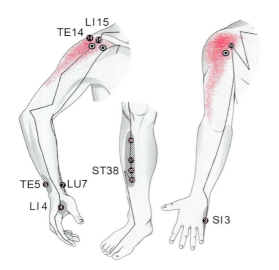

図2.156　三角筋、筋筋膜症候群、効果的な遠位穴

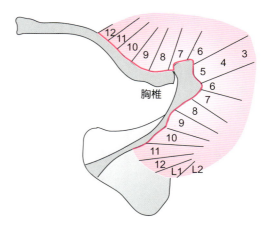

図2.158　三角筋のSR（脊椎性反射症候群）ゾーン

橈側手根伸筋（長・短）
M. extensor carpi radialis (longus et brevis)

解剖学
起始：
長頭：上腕骨の外側顆上稜の遠位1/3、外側上腕筋間中隔
短頭：上腕骨外側上顆、肘関節の外側側副靱帯、前腕筋膜
走行：浅層。腕橈骨筋と指伸筋の間
停止：
長頭：第2中手骨底の橈背側面
短頭：第3中手骨底の背側面

作用
手関節の伸展と橈屈。
長橈側手根伸筋は肘屈曲時の共同筋である。
弱化の徴候：手が尺屈している。

テスト
肢位：前腕を45-80°回内し、手関節を伸展、橈屈させる。
安定：前腕を遠位1/3で安定させる。
接触：背橈側から第1・2中手骨のあたりに。
患者：手を橈屈・伸展方向へ押す。
検査者：それに対して、屈曲・尺屈方向で支える。
テスト時の注意点：疼痛誘発、安定不足。

筋筋膜症候群
伸張テスト：肘関節を伸展し、手関節を屈曲、尺屈させる。

PIR：伸張テストの状態で上肢を支える。患者は伸展・橈屈の方向へごくわずかに収縮させる。治療者は弛緩期に手関節の尺屈・屈曲の方向へ伸張する。
圧迫原因：短橈側手根伸筋が緊張していると、筋腹を通る橈骨神経の感覚枝が刺激されることがある。その結果、手背の領域にジセステジアが生じ得る。

よくある関連障害
「テニス肘」などの痛み。
圧迫障害：胸郭出口の圧迫、橈骨神経溝症候群。神経根C7（椎間円板C6/7）に病変があると、筋肉が弱化することがある（Patten, 1998）。
胸郭出口症候群（斜角筋症候群、肋鎖症候群、烏口胸筋症候群or小胸筋症候群）。

運動神経支配：橈骨神経；C5、6、7
栄養素：好気／嫌気的代謝のサプリメント：Ca、Mg、Fe、Vit. B_5、PUFA、ホスファターゼ

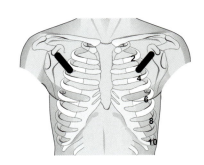

図2.159 橈側手根伸筋、神経リンパ反射点(NL)前面

橈側手根伸筋（長・短） M. extensor carpi radialis (longus et brevis)

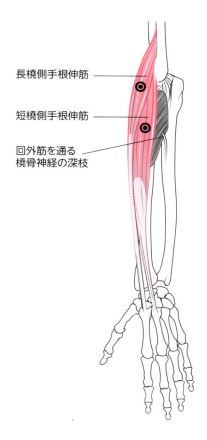

長橈側手根伸筋
短橈側手根伸筋
回外筋を通る
橈骨神経の深枝

図2.160 橈側手根伸筋（長・短）、解剖図

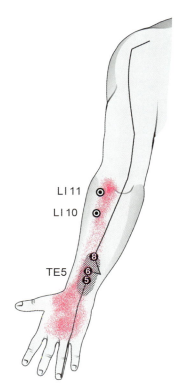

図2.162 橈側手根伸筋、トリガーポイント、関連痛、効果的な遠位穴

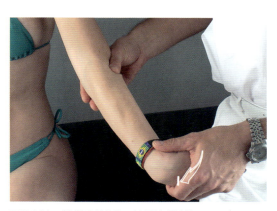

図2.161 橈側手根伸筋の等尺性収縮後リラクゼーション（PIR）、収縮期

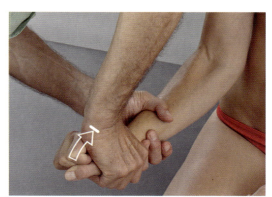

図2.163 橈側手根伸筋のテスト

尺側手根伸筋　M. extensor carpi ulnaris

解剖学
起始：上腕骨外側上顆、尺骨の後縁、前腕筋膜
走行：もっとも尺側にある前腕筋の背側、指伸筋の尺側
停止：第5中手骨底の尺側面

作用
手関節の伸展と尺屈。
弱化の徴候：手が橈屈、屈曲している。

テスト
肢位：手を尺屈、伸展する。
安定：患者の前腕の遠位。
接触：第5中手骨の背尺側面。
患者：尺屈・伸展方向へ押す。
検査者：それに対して屈曲・橈屈方向で支える。
テスト時の注意点：テスト時の疼痛誘発、安定不足。

筋筋膜症候群
伸張テスト：肘を伸展位で支持し、手関節を屈曲、橈屈する。
PIR：患者は上記の伸張位から、手の伸展・尺屈方向へごくわずかに収縮させる。弛緩期にやさしく屈曲・橈屈方向へ伸張する。屈曲時にはわずかにしか橈屈できないため、別の筋筋膜療法のほうが適している。

よくある関連障害
「テニス肘」などの痛み。
その他：橈骨神経のグループテストには、橈側と尺側の手根伸筋を同時にテストする。前腕の遠位を安定させる。患者は手を伸展し、伸展方向へ押す（外転や内転はさせない）。それに対して検査者は、伸展時に手が描く弧の接線方向で支える。
圧迫障害：神経根C7（椎間円板C6/7）に病変があると、筋肉が弱化することがある(Patten, 1998)。ほかに胸郭出口症候群、橈骨神経溝症候群、回外筋症候群。

> **運動神経支配**：橈骨神経；C6、7、8
> **栄養素**：好気／嫌気的代謝不全に適したサプリメント：Ca、Mg、Fe、Vit. B₅、PUFA、ホスファターゼ

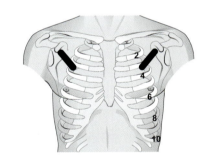

図2.164　尺側手根伸筋、神経リンパ反射点(NL)前面

尺側手根伸筋　M. extensor carpi ulnaris　　73

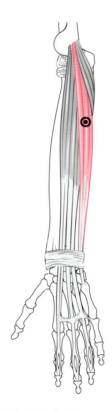

図2.165　尺側手根伸筋、解剖図

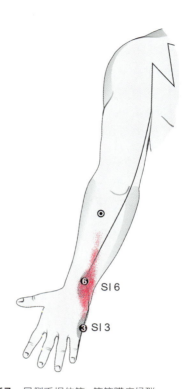

図2.167　尺側手根伸筋、筋筋膜症候群

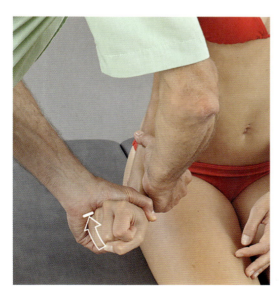

図2.166　尺側手根伸筋のテスト

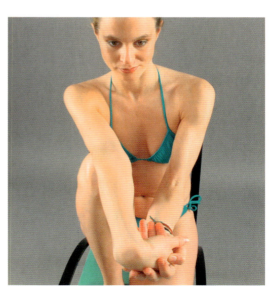

図2.168　尺側手根伸筋の等尺性収縮後リラクゼーション（PIR）

指伸筋　M. extensor digitorum

解剖学
起始：上腕骨外側上顆、前腕筋膜
走行：尺側手根伸筋と橈側手根伸筋の間
停止：4本の腱にわかれて第2-5指の指背腱膜につながる。各腱は基節骨上で中間帯に加わって中節骨底に付着し、その後、2本の外側帯とともに末節骨底につく

作用
第2-5指の中手指節関節・近位指節間関節・遠位指節間関節を伸展する（虫様筋と骨間筋とともに）。手関節の伸展を補助する。
弱化の徴候：中手指節関節が伸展しにくい。安静時に屈曲が増しているのが見てとれる。

テスト
肢位：患者は手関節を伸展する。第2-5指の中手指節関節を伸展したまま、近位指節間関節と遠位指節間関節を曲げる（Leaf, 1996）、または伸ばしておく。
安定：患者の手を母指の中手骨のあたりで。
接触：第2-5指の中節骨。
患者：指を伸展する。
検査者：それに対して屈曲方向で支える。
テスト時の注意点：テスト時の力を正確に調整すること。

筋筋膜症候群
伸張テスト：肘を伸展し、前腕を回内し、手関節を屈曲し、指の関節をすべて屈曲する（指先が手掌につく）。
PIR：患者は伸張位から、治療者の抵抗に反してわずかな力で中手指節関節を伸展させる。治療者は弛緩期に軽く伸張する。

よくある関連障害
橈骨神経の圧迫症候群が疑われるときは、つねに指伸筋をテストするのが望ましい。
圧迫障害：神経根C7（椎間円板C6/7）の病変。回外筋症候群（橈骨神経の深枝）、斜角筋症候群、肋鎖症候群、小胸筋症候群。

運動神経支配：橈骨神経、C6、7、8

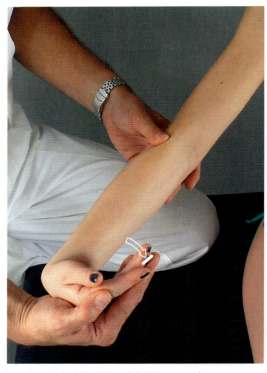

図2.169　指伸筋の等尺性収縮後リラクゼーション（PIR）、収縮期

指伸筋　M. extensor digitorum　**75**

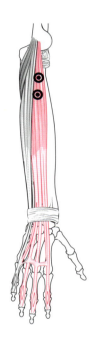

図 2.170　指伸筋、解剖図

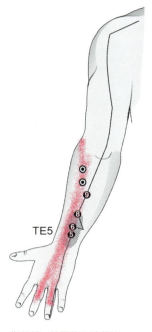

図 2.172　指伸筋、効果的な遠位穴

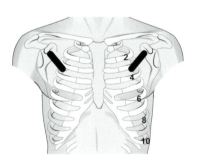

図 2.171　指伸筋、神経リンパ反射点(NL) 前面

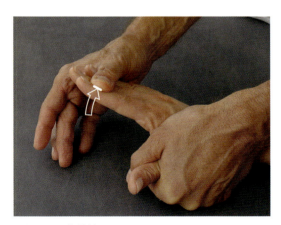

図 2.173　指伸筋のテスト

長趾伸筋　M. extensor digitorum longus

解剖学
起始：脛骨の外側顆、腓骨の頭側3/4、骨間膜
走行：長腓骨筋と短腓骨筋の腹側、前脛骨筋の下方
停止：第2-5趾の中節骨と末節骨

作用
中節骨と末節骨を介して第2-5趾を伸展する。足の背屈と回内（外反）。足関節の外側安定時にともに働く。
歩行時の足が踵接地後に沈むのにブレーキをかけ、遊脚相では前脛骨筋と協働して足を上げておく（Travell and Simons, 1992）。第三腓骨筋がないときは、その機能を担う。第三腓骨筋は長趾伸筋の一部が枝分かれしたともみなされる（Frick, Leonhardt et al., 1992a; Frick, Leonhardt et al., 1992b）。
弱化の徴候：ハンマートウ、歩行時の足の内反。

テスト
肢位：患者の足を中程度の底屈位に。
安定：踵のあたり。
接触：第2-5趾の中節骨頭。
患者：足趾を伸展する。
検査者：それに対して支える。
テスト時の注意点：テスト肢位とテストベクトルを必ず順守する。検査者の手で痛みを誘発させてはいけない。

筋筋膜症候群
伸張テスト：足を内反、底屈させ、第2-5趾を最大に屈曲する。
PIR：患者は7-10秒息を吸いながら足趾を伸張位からやさしく伸展方向へ押す。呼気中に治療者は軽く伸張する。

よくある関連障害
足関節の外側不安定性。立方骨の外側病変、脛腓関節の病変。第三腓骨筋の機能的弱化の併発。
圧迫障害：神経根L5（椎間円板L4/5）の病変、腸腰靱帯症候群、梨状筋症候群、腓骨管症候群。

運動神経支配：深腓骨神経、L4、5、S1
肋骨ポンプゾーン：肋間腔、肋横突関節3、4、8、9
内臓：膀胱
栄養素：Vit. A、B_1強化のビタミンB複合体、カリウム
SRの所属：L1、L3、S3

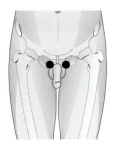

図2.174　長趾伸筋、神経リンパ反射点（NL）前面

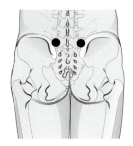

図2.175　長趾伸筋、神経リンパ反射点（NL）後面

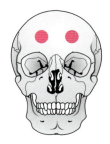

図2.176　長趾伸筋、神経血管反射点（NV）

長趾伸筋　M. extensor digitorum longus 77

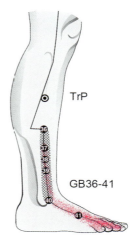

図2.179　長趾伸筋、効果的な遠位穴

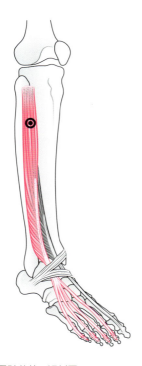

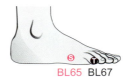

図2.180　長趾伸筋、瀉穴(S)、補穴(T)

図2.177　長趾伸筋、解剖図

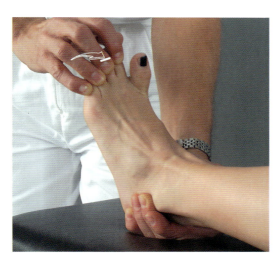

図2.178　長趾伸筋のテスト

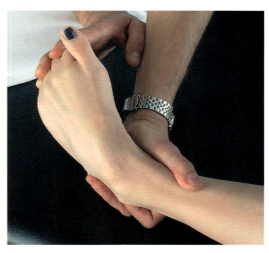

図2.181　長趾伸筋の等尺性収縮後リラクゼーション (PIR)

短母趾伸筋　M. extensor hallucis brevis

解剖学

起始：踵骨の背外面の遠位部
走行： 足の上方、長趾伸筋の下方を外側から遠位内側へ斜行
停止：母趾基節骨底の背側面

作用

母趾の中足趾節関節の伸展。
弱化の徴候：母趾が屈曲している。

テスト

肢位：母趾の伸展位。
安定：患者の第1中足骨。
接触：母趾基節骨頭に背側から。
患者：母趾を伸展する。
検査者：それに対して支える。
テスト時の注意点： 短母趾伸筋を長母趾伸筋から分離するのは非常に難しい。

筋筋膜症候群

伸張テスト： 短母趾伸筋の伸張テストでは、長母趾伸筋との区別のために足を背屈させたまま、母趾の中足趾節関節を最大屈曲させる。
PIR： 患者は母趾の中足趾節関節を伸張位からやさしく伸展方向へ押す。それに対して検査者は母趾の基節骨に接触して支える。弛緩期に軽く伸張する。

よくある関連障害

圧迫障害：L5の神経根病変、腸腰靱帯症候群、梨状筋症候群。長腓骨筋および／または長趾伸筋の領域が緊張している（各項目を参照）。腓骨頭の病変、とくに頭側と前方。腓骨筋症候群は、腓骨神経の浅枝と深枝（短母趾伸筋の支配神経）に関係し得る。前方の足根管症候群。

運動神経支配：深腓骨神経、L5、S1
SRの所属：L3

短母趾伸筋　M. extensor hallucis brevis

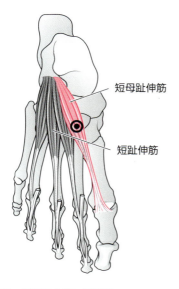

図 2.182　短母趾伸筋、解剖図

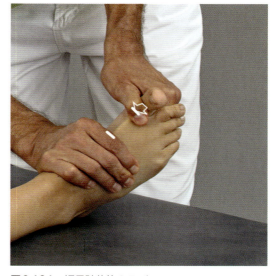

図 2.184　短母趾伸筋のテスト

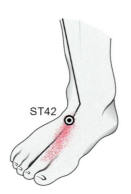

図 2.183　短母趾伸筋、トリガーポイントと関連痛

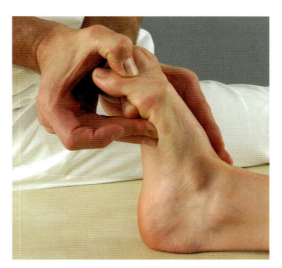

図 2.185　短母趾伸筋の等尺性収縮後リラクゼーション (PIR)

2　筋肉

長母趾伸筋　M. extensor hallucis longus

解剖学
起始：腓骨前面の中3/4、骨間膜
走行：前脛骨筋の下方
停止：母趾の末節骨底

作用
母趾の中足趾節関節と趾節間関節を伸展する。
足の背屈と回外を補助する。
弱化の徴候：母趾の末節骨が屈曲している。

テスト
肢位：母趾の中足趾節関節をかなり伸展させる。
安定：基節骨を底側から。
接触：末節骨に背側から。
患者：母趾を伸展方向へ押す。
検査者：それに対して屈曲方向で支える。
テスト時の注意点：母趾の基節骨の固定が不十分。

筋筋膜症候群
伸張テスト：長母趾伸筋の伸張テストには、足を最大に底屈、内反する。母趾は末節骨を含めて最大屈曲する。
PIR：患者は伸張位から母趾を伸展する。それに対して治療者は支える。弛緩期に軽く伸張する。

よくある関連障害
圧迫障害：腓骨頭あたりの圧迫、短母趾伸筋を参照。神経根L5（椎間円板L4/5）に病変があると、長母趾伸筋の弱化（Patten, 1998; Walther, 2000）、腸腰靱帯症候群、梨状筋症候群が起こる。

運動神経支配：深腓骨神経、L5、S1
SRの所属：L2

長母趾伸筋　M. extensor hallucis longus　　81

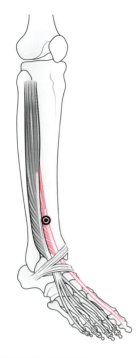

図2.186　長母趾伸筋、解剖図

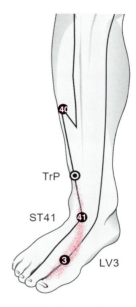

図2.188　長母趾伸筋、トリガーポイントと関連痛

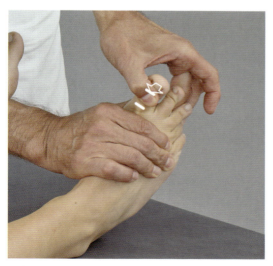

図2.187　長母趾伸筋のテスト

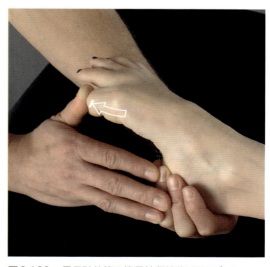

図2.189　長母趾伸筋の等尺性収縮後リラクゼーション（PIR）

82   2　筋肉

短母指伸筋　M. extensor pollicis brevis

解剖学
起始：橈骨の背側面、長母指外転筋の起始部の遠位、骨間膜
走行：腱は橈骨の茎状突起上を走行する。長母指伸筋の腱よりも橈側
停止：母指の基節骨の背側面

作用
母指の中手指節関節を伸展し、手根中手関節の伸展・外転を助け、手関節の橈屈を補助する。母指の伸展は、橈側外転・背側伸展方向の運動を意味する。
弱化の徴候：母指の中手指節関節の伸展時に力があまり出ない。安静時の屈曲が増していることがある。

テスト
肢位：母指の伸展位。
安定：手を掌側から。
接触：母指基節骨の背側面。
患者：母指を伸展方向へ押す。
検査者：それに対して中手指節関節の屈曲方向で支える。
テスト時の注意点：安定不足。関節接触による痛み。

よくある関連障害
圧迫障害：橈骨神経の絞扼（胸郭出口症候群、橈骨神経溝症候群、回外筋症候群）。神経根C7（椎間孔C6/C7）の病変。

長母指伸筋　M. extensor pollicis longus

解剖学
起始：尺骨背側面の中1/3、骨間膜
走行：尺側から橈側へ。腱は橈骨遠位端を走行し、小さな溝を通る。母指を外転・伸展すると、やや尺側に腱が見られる
停止：母指末節骨底の背側面

作用
母指の末節骨を伸展する。中手指節関節と母指手根中手関節の伸展を補助する。手関節の橈屈と伸展を補助する。
母指の伸展は、背橈側方向の運動と指節の伸展を意味する。
弱化の徴候：安静時に母指の末節骨が過屈曲している。

テスト
肢位：母指の伸展位。
安定：手を掌側から。
接触：母指の末節骨を背側から。
患者：母指の末節骨を伸展方向へ押す。
検査者：それに対して末節骨の屈曲方向で支える。
テスト時の注意点：安定不足。母指の爪のあたりに疼痛誘発。

よくある関連障害
スキー母指。
圧迫障害：橈骨神経の絞扼。橈骨病変で母指末節骨の伸展が弱化すると、指背腱膜につながる短母指外転筋（正中神経）と母指内転筋斜行線維（尺骨神経）で代償されることがある。

運動神経支配：橈骨神経の深枝、C6、7、8

長母指伸筋　M. extensor pollicis longus

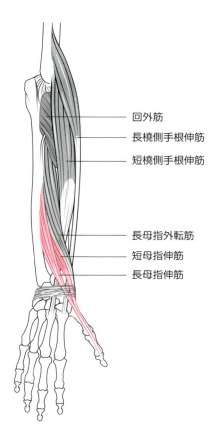

図 2.190　短母指伸筋と長母指伸筋、解剖図

回外筋
長橈側手根伸筋
短橈側手根伸筋
長母指外転筋
短母指伸筋
長母指伸筋

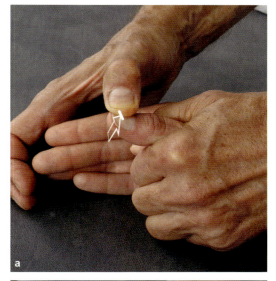

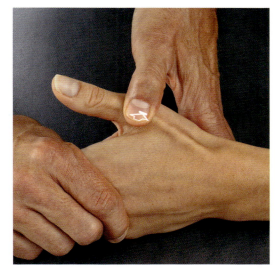

図 2.191　短母指伸筋のテスト

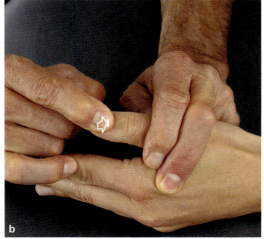

図 2.192　長母指伸筋のテスト

橈側手根屈筋　M. flexor carpi radialis

解剖学
起始：上腕骨内側上顆、前腕筋膜（下層の浅指屈筋をおおう）
走行：橈側にある円回内筋近位と腕橈骨筋遠位から、尺側にある長掌筋の間を通る。筋肉の浅層に位置する
停止：第2中手骨底の掌側面。一部の線維は第3中手骨底に付着

作用
手の屈曲と橈屈。回内と肘関節の屈曲を補助。
弱化の徴候：手の尺屈が増している。手関節の伸展が増している。

テスト
肢位：前腕を3/4回外し、手関節を屈曲、橈屈する。
安定：前腕の遠位を固定。
接触：母指球。
患者：屈曲・橈屈方向へ押す。
検査者：それに対して伸展・尺屈方向で支える。
テスト時の注意点：固定不足。

筋筋膜症候群
伸張テスト：肘を支持して伸張し、手関節を尺屈、伸展する。
PIR：患者は伸張位から手の屈曲・橈屈方向へ軽く収縮させる。弛緩期に伸展・尺屈方向へやさしく伸張する。

よくある関連障害
圧迫障害：神経根C7（椎間孔C6/C7）の病変、胸郭出口症候群、円回内筋症候群。

> **運動神経支配**：正中神経、C6、7、8

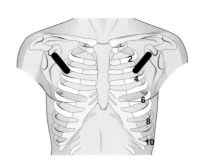

図2.193　橈側手根屈筋、神経リンパ反射点（NL）前面

橈側手根屈筋　M. flexor carpi radialis

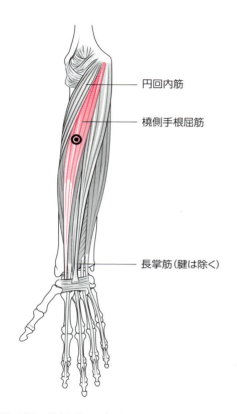

図2.194　橈側手根屈筋、解剖図

円回内筋
橈側手根屈筋
長掌筋（腱は除く）

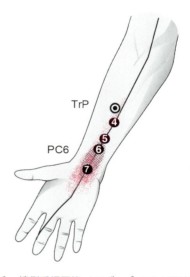

図2.196　橈側手根屈筋、トリガーポイントと関連痛

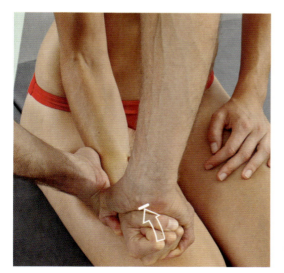

図2.195　橈側手根屈筋のテスト

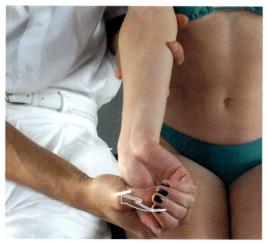

図2.197　橈側手根屈筋の等尺性収縮後リラクゼーション（PIR）

尺側手根屈筋　M. flexor carpi ulnaris

解剖学
起始：
上腕頭：上腕骨内側上顆
尺骨頭：肘頭、尺骨の近位2/3、前腕筋膜
走行：尺骨端と浅指屈筋の間
停止：豆状骨、有鈎骨、第5中手骨底

作用
手関節の屈曲と尺屈。肘の屈曲を補助する。
弱化の徴候：橈屈している。手関節の屈曲時に力があまり出ない。

テスト
肢位：患者は前腕を回外位に、手関節を屈曲・尺屈位に維持する。
安定：患者の前腕。
接触：小指球。
患者：手関節の屈曲・尺屈方向へ押す。
検査者：それに対して橈屈・伸展方向で支える。
テスト時の注意点：安定不足。

筋筋膜症候群
伸張テスト：肘を支持して伸展し、手を伸展、橈屈する。

PIR：患者は上記の伸張位から屈曲・尺屈方向へ軽く収縮させる。弛緩期に伸展・橈屈方向へやさしく伸張する。

よくある関連障害
上腕骨内側の「上顆炎」などの痛み。
圧迫障害：神経根C8（椎間孔C7/C8）の病変、胸郭出口症候群、肘部管症候群。

運動神経支配：尺骨神経、C7、8、Th1

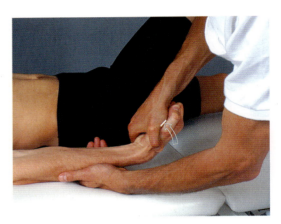

図2.198　橈側手根屈筋と尺側手根屈筋のグループテスト：橈屈や尺屈せずに手を屈曲する

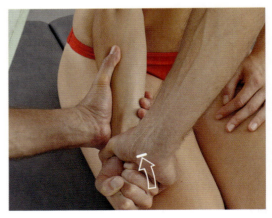

図2.199　尺側手根屈筋のテスト

尺側手根屈筋　M. flexor carpi ulnaris　　87

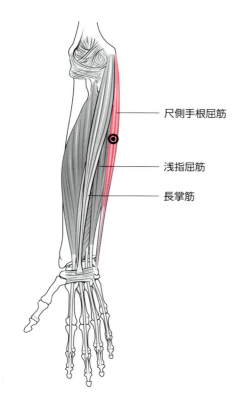

図2.200　尺側手根屈筋、解剖図

尺側手根屈筋
浅指屈筋
長掌筋

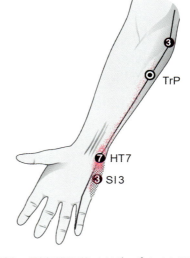

図2.202　尺側手根屈筋、トリガーポイントと関連痛

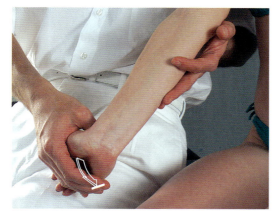

図2.201　尺側手根屈筋、伸張と等尺性収縮後リラクゼーション（PIR）、収縮期

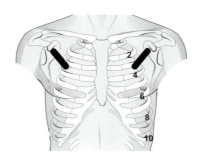

図2.203　尺側手根屈筋、神経リンパ反射点（NL）前面

小指屈筋　M. flexor digiti minimi

解剖学
起始：有鉤骨鉤、屈筋支帯
走行：小指外転筋と同じ面で、小指対立筋の上
停止：小指の基節骨底

作用
小指の基節骨の屈曲。小指の対立を補助する。
弱化の徴候：小指が十分に対立しない。

テスト
肢位：小指を伸展して中手指節関節を屈曲しておく。
安定：第5中手骨を背側から。
接触：小指の基節骨頭。
患者：伸ばした小指を屈曲方向へ押す。
検査者：それに対して伸展方向で支える。
テスト時の注意点：テスト時に力をかけすぎない。

筋筋膜症候群
伸張テスト：小指を過伸展する。筋筋膜症候群があると、過伸展で関連痛が起こる。
PIR：患者は伸張位からごくわずかな力で屈曲方向へ押す。弛緩期に軽く伸張する。

よくある関連障害
手関節のあたりで尺骨神経の圧迫症候群。この筋は、C7/Th1の椎間円板病変に対する分節判別筋としても用いることができる（神経根C8）。
圧迫障害：胸郭出口症候群、肘部管症候群、尺骨神経管症候群（ギヨン管症候群）。

運動神経支配：尺骨神経、C8、Th1

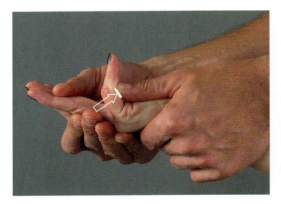

図2.204　小指屈筋のテスト

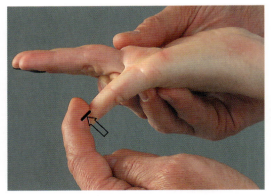

図2.205　小指屈筋の等尺性収縮後リラクゼーション（PIR）、収縮期

小指屈筋　M. flexor digiti minimi　**89**

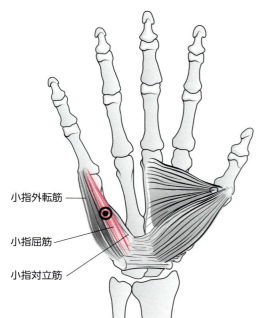

図2.206　小指屈筋、解剖図

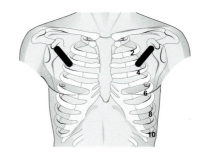

図2.207　小指屈筋、神経リンパ反射点（NL）前面

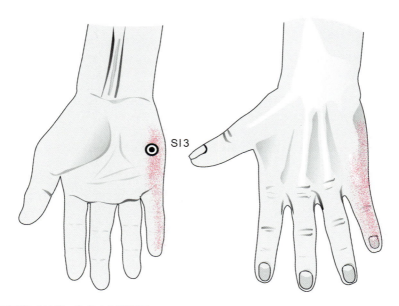

図2.208　小指屈筋、トリガーポイントと関連痛

短趾屈筋 M. flexor digitorum brevis

解剖学
起始 ： 踵骨隆起内側突起、足底腱膜の中部、近接の筋間中隔
走行： 足底筋でもっとも浅層
停止： 第2-5趾の中節骨

作用
第2-5趾の中節骨を屈曲し、基節骨の屈曲時に協働する。
弱化の徴候 ： 縦アーチが十分に支持できない。ハンマートウ。

テスト
肢位： 足趾の屈曲。
安定： 中足骨。
接触： 第2-5趾の中節骨の底面。
患者： 足趾を全力で屈曲する。
検査者： それに対して伸展方向で支える。
長趾屈筋が弱化していれば末節骨は伸展したままだが、短趾屈筋に問題がなければ近位趾節間関節は曲がる。
テスト時の注意点 ： 長趾屈筋との区別が不十分（該当の項を参照）。

筋筋膜症候群
伸張テスト ： 足を底屈して、長趾屈筋を弛緩させる。末節骨をつかんで足趾を最大に伸展する。
PIR： 患者は伸張位から、検査者の抵抗に反して軽い力で屈曲方向へ押す。弛緩期に伸展方向へ軽く伸張する。

よくある関連障害
アキレス腱の短縮や足底腱膜の緊張亢進で生じる「足底筋膜炎」は、底側の内在筋の領域にトリガーポイントを伴うことが多い。これは、足趾の可動性を制限する硬い靴底によっても起こり得る。後方の足根管症候群でのハンマートウ。
圧迫障害 ： 後方の足根管症候群。ヒラメ筋の領域での脛骨神経圧迫が原因のこともある。

運動神経支配： 内側足底神経(L5)、S1
栄養素： 足根管症候群ではホスファターゼ

短趾屈筋 M. flexor digitorum brevis 91

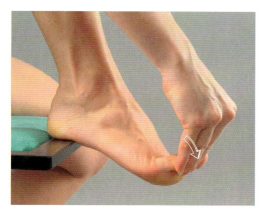

図 2.209 短趾屈筋の等尺性収縮後リラクゼーション (PIR)、自己治療、収縮期

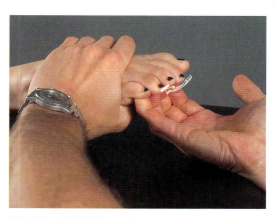

図 2.211 短趾屈筋のテスト

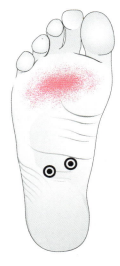

図 2.210 短趾屈筋、トリガーポイントと関連痛

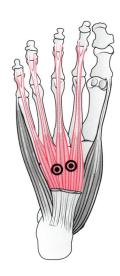

図 2.212 短趾屈筋、解剖図

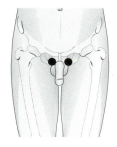

図 2.213 短趾屈筋、神経リンパ反射点 (NL) 前面

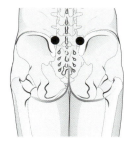

図 2.214 短趾屈筋、神経リンパ反射点 (NL) 後面

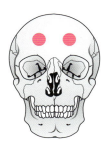

図 2.215 短趾屈筋、神経血管反射点 (NV)

長趾屈筋　M. flexor digitorum longus

解剖学
起始：脛骨の後面、ヒラメ筋起始部の遠位
走行：ヒラメ筋の下
停止：第2-5趾の末節骨底

作用
第2-5趾の末節骨を屈曲し、基節骨の屈曲時に協働する。
足と縦アーチの内側安定、つまり底屈と内反を補助する。
歩行サイクルの立脚相で働く。立位でバランスの維持を補助する。
弱化の徴候：縦アーチが十分に支持できない。

テスト
肢位：足趾の屈曲。
安定：第2-5趾の中節骨。
接触：足趾の末節骨。
患者：足趾を全力で曲げる。
検査者：それに対して伸展方向で支える。
テスト時の注意点：短趾屈筋との区別が不十分（該当の項を参照）。

筋筋膜症候群
伸張テスト：足を背屈、外反し、末節骨をつかんで足趾を最大に伸展する。
PIR：患者は伸張位から、治療者の抵抗に反して軽い力で底屈方向へ押す。治療者は弛緩期に伸展方向へ軽く伸張する。

よくある関連障害
後方の足根管症候群でのハンマートウ。長趾屈筋には問題がなく、短趾屈筋が弱化している。
圧迫障害：神経根S1（椎間孔L5/S1）の病変、梨状筋症候群。

運動神経支配：脛骨神経、L5、S1
栄養素：足根管症候群ではホスファターゼ
SRの所属：L3、4、5

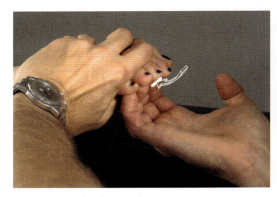

図2.216　長趾屈筋のテスト

長趾屈筋　M. flexor digitorum longus　93

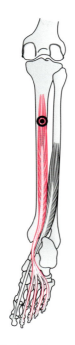

図2.217　長趾屈筋、解剖図

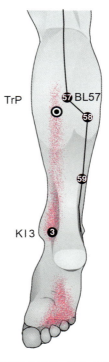

図2.218　長趾屈筋、トリガーポイントと関連痛

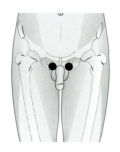

図2.219　長趾屈筋、神経リンパ反射点(NL)前面

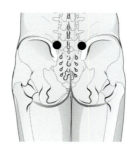

図2.220　長趾屈筋、神経リンパ反射点(NL)後面

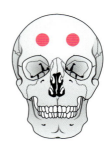

図2.221　長趾屈筋、神経血管反射点(NV)

深指屈筋　M. flexor digitorum profundus

解剖学
起始：尺骨の内側掌側面の近位3/4、骨間膜、前腕筋膜
走行：前腕の掌側筋群の第3層。深指屈筋の腱は浅指屈筋の腱の間隙を走行する
停止：4本の腱にわかれて第2-5指の末節骨底に付着

作用
第2-5指の末節骨を屈曲し、中節骨と基節骨の屈曲を補助する。手関節の屈曲時にいくらか協働する。
弱化の徴候：末節骨を屈曲する唯一の筋肉。小さい物をつかむときに弱化がわかる。

テスト
肢位：テスト対象の指の基節骨と中節骨をできるだけ伸展しておく。
安定：掌側から背側へ。
接触：末節骨に掌側から。
患者：指の末節骨を屈曲する。
検査者：それに対して伸展方向で支える。
テスト時の注意点：安定させるときに痛みを誘発してはいけない。テストの力は適切に調節する。

筋筋膜症候群
伸張テスト(浅指屈筋とともに)：肘を軽く曲げて、手関節の屈筋を除外しておく。手関節と指を最大に伸展する。
PIR：患者は伸張位から屈曲方向へやさしく収縮させる。治療者は弛緩期に軽く伸張する。
圧迫原因：TravellとSimons（1983）によると、浅指屈筋と深指屈筋の領域で緊張が増すだけで尺骨神経の圧迫状況が起こることがある。

よくある関連障害
圧迫障害：神経根C8（椎間円板C7/Th1）の病変。胸郭上口の圧迫、肘部管症候群（尺骨神経、第4・5指）。円回内筋症候群（正中神経、第2・3指）

> **運動神経支配**：
> ● 第2・3指：正中神経、C7、8、Th1
> ● 第4・5指：尺骨神経、C7、8、Th1

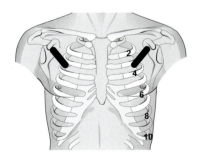

図2.222　深指屈筋、神経リンパ反射点(NL) 前面

深指屈筋　M. flexor digitorum profundus　　95

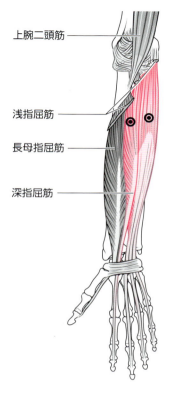

上腕二頭筋
浅指屈筋
長母指屈筋
深指屈筋

図2.223　深指屈筋、解剖図

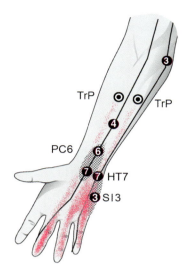

図2.225　深指屈筋、トリガーポイントと関連痛

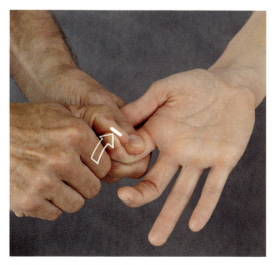

図2.224　深指屈筋のテスト（個別テスト）

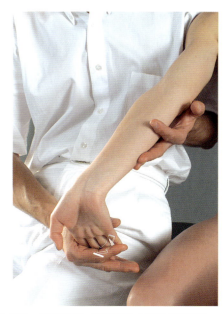

図2.226　深指屈筋、伸張テストと等尺性収縮後リラクゼーション（PIR）

浅指屈筋　M. flexor digitorum superficialis

解剖学
起始：
上腕頭：上腕骨内側上顆、内側側副靭帯、前腕筋膜
尺骨頭：尺骨の鉤状突起の内側面
橈骨頭：円回内筋の下方、橈骨の掌側面
走行：前腕掌側の第2層。深指屈筋と長母指屈筋（第3層）から表層の屈筋（腕橈骨筋、橈側手根屈筋、長掌筋）の間を広く走行する
停止：4本の腱にわかれて第2-5指の中節骨の側面

作用
第2-5指の基節骨上で中節骨を屈曲する。中手指節関節と手関節の屈曲を補助する。肘関節の屈曲もごくわずかに補助する。
弱化の徴候：拳をしっかり握れない。近位の指節間関節を曲げて遠位は伸ばして行う動作がしにくい（タイピング、ピアノ演奏）。

テスト
肢位：テスト対象の指の基節骨を中間位に。
安定：中手骨と基節骨。
接触：掌側からテスト対象の指の中節骨頭に。
患者：近位指節間関節を曲げる。
検査者：それに対して支える。
テスト時の注意点：手と基節骨の安定が不十分。指節間関節の領域で痛みを誘発することは絶対に避ける。

筋筋膜症候群
伸張テスト：肘を軽く曲げて、手関節の屈筋を除外しておく。中節骨をつかんで手関節と指を伸展する。末節骨は軽く曲げておく。
PIR：患者は伸張位から中節骨の屈曲方向へ軽い力で押す。弛緩期に伸展方向へ適度に伸張する。
圧迫原因：浅指屈筋の近位部が硬直しているときは、尺骨神経の圧迫症候群の可能性がある。

よくある関連障害
この筋のテストは、手根管近位の正中神経の圧迫症候群を診断するのに有効である。
圧迫障害：浅指屈筋は、神経根C8（椎間孔C7/C8）を調べるのに適した分節判別筋である。胸郭出口症候群、円回内筋症候群。

運動神経支配：正中神経、C7、8、Th1

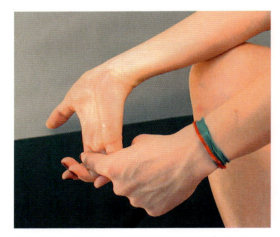

図2.227　浅指屈筋、等尺性収縮後リラクゼーション（PIR）、セルフエクササイズ

浅指屈筋　M. flexor digitorum superficialis

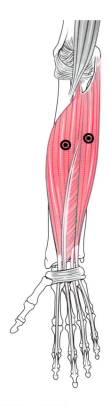

図2.228　浅指屈筋、解剖図

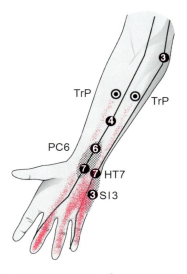

図2.230　浅指屈筋、トリガーポイントと関連痛

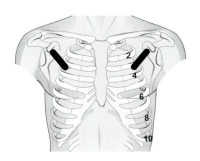

図2.231　浅指屈筋、神経リンパ反射点(NL) 前面

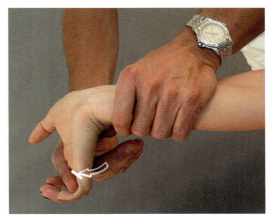

図2.229　浅指屈筋、伸張と等尺性収縮後リラクゼーション(PIR)

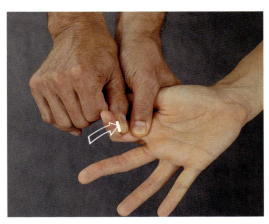

図2.232　浅指屈筋のテスト

短母趾屈筋 M. flexor hallucis brevis

解剖学
起始：第1-3楔状骨、底側踵立方靭帯、後脛骨筋腱

走行：足底筋群の浅層

停止：母趾基節骨底の内側面と外側面

作用
母趾基節骨の屈曲。

弱化の徴候：母趾のハンマートウ。縦アーチの安定性低下。

テスト
肢位：母趾の屈曲。

安定：前足部、とくに第1中足骨。

接触：母趾基節骨に底側から。

患者：母趾を曲げる。

検査者：母趾の中足趾節関節を伸展方向へ押す。

筋筋膜症候群
伸張テスト：母趾の中足趾節関節を最大に伸展し、前足部は底屈位に保つ。このとき、典型的な関連痛が生じ、痙攣が起こることがある。

PIR：患者は伸張位から母趾を軽く屈曲させ、治療者はそれに対して支える。弛緩期に軽く伸張する。

よくある関連障害
後方の足根管症候群があると、筋が弱化する。潜行性の弱化は立位で見つけることができる。たとえば、後脛骨筋に機能障害があって足関節の内側安定が十分でなければ、後方の足根管の領域で脛骨神経が圧迫され、弱化が生じることがある。深層の内在筋や短母趾屈筋の領域にトリガーポイントがあれば、しば000らく歩いた後に前足部に痛みが生じ得る。これは、感覚鈍麻、ふくらんでいる感覚、痙攣の感覚として認識される。歩行の生体力学にこうした障害があると、膝、股関節、骨盤、脊柱の領域に障害が生じ得る。

圧迫障害：後方の足根管症候群と近位の梨状筋症候群、神経根S1（椎間円板L5/S1）の病変。

運動神経支配：内側足底神経(L5)、S1、S2、S3
栄養素：足根管症候群ではホスファターゼ
SRの所属：L1

短母趾屈筋　M. flexor hallucis brevis　**99**

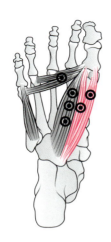

図 2.233　短母趾屈筋、解剖図

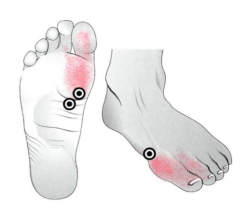

図 2.235　短母趾屈筋、トリガーポイントと関連痛

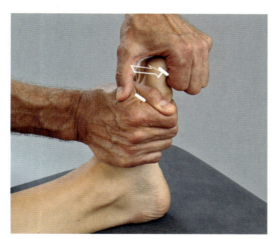

図 2.234　短母趾屈筋のテスト

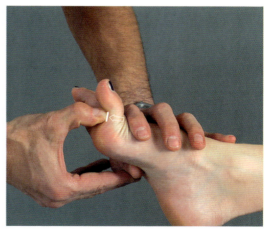

図 2.236　短母趾屈筋の等尺性収縮後リラクゼーション (PIR)、収縮期

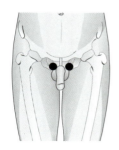

図 2.237　短母趾屈筋、神経リンパ反射点 (NL) 前面

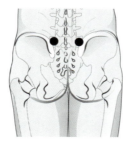

図 2.238　短母趾屈筋、神経リンパ反射点 (NL) 後面

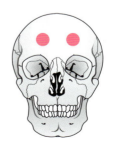

図 2.239　短母趾屈筋、神経血管反射点 (NV)

長母趾屈筋 M. flexor hallucis longus

解剖学

起始：腓骨の遠位2/3の背側面、骨間膜、後筋間中隔

走行：長趾屈筋とともに、下腿背側の最深筋層を形成する。腱は長趾屈筋と後脛骨筋の腱、脛骨神経、後脛骨動脈・静脈とともに、後方の足根管を通る。この足根管は、踵骨、距骨、屈筋支帯でできている

停止：母趾の末節骨底

作用

母趾末節骨を屈曲する。足の底屈と内反を補助する。

弱化の徴候：歩行パターンの異常（踵の接地から離地の間で母趾がしっかりと押しあてられていない）。

テスト

肢位：患者の足を中間位にする。母趾基節骨を軽い伸展位に固定する。

安定：前足部と母趾基節骨。

接触：母趾末節骨を底側から。

患者：母趾を屈曲する。

検査者：テストを行う手で母趾末節骨を伸展方向へ押す。

立位でもテストすると、隠れた機能弱化を発見できる。後脛骨筋が原因で足根管の安定が不十分なことで、弱化が生じる。

テスト時の注意点：母趾基節骨の安定が不十分。母趾の中足趾節関節に圧をかけすぎない。

筋筋膜症候群

伸張テスト：母趾末節骨を介して背屈・外反方向に足を維持する。ただしこのとき、腓腹筋群・長趾屈筋の領域にあるトリガーポイントを活性化してしまうことがある。

PIR：患者は伸張位から母趾末節骨の屈曲方向へやさしく収縮させる。基節骨の屈曲や足の底屈ではないので、この点を患者に正確に伝える。治療者は弛緩期に軽く伸張する。

よくある関連障害

後方の足根管症候群。このとき、長母趾屈筋の機能は正常で末節骨は屈曲位を保つ。しかし、足根管の遠位で神経支配される短母趾屈筋が弱化するため、基節骨はかなり伸展位になる（ハンマートウ）。

長母趾屈筋は、L5/S1の椎間円板の脱出や突出を調べる分節判別筋として用いることができる。機能的弱化やその変化を腰仙移行部の静的チャレンジで診断するには、一般に分節判別筋とされる腓腹筋よりも適している。神経根の症状が顕著になってはじめて、この筋は弱化する（つま先立ちの障害）。

圧迫障害：神経根S1（椎間円板L5/S1）の病変（Walther, 2000）、梨状筋症候群。

運動神経支配：脛骨神経、L5、S1、2
SRの所属：L3、4

長母趾屈筋　M. flexor hallucis longus

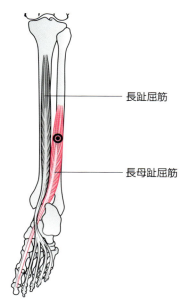

図2.240　長母趾屈筋、解剖図

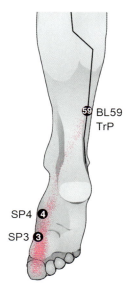

図2.242　長母趾屈筋、トリガーポイントと関連痛

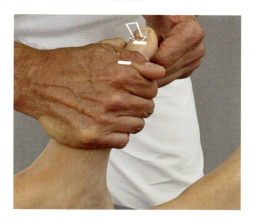

図2.241　長母趾屈筋のテスト

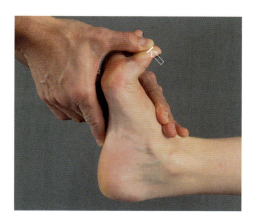

図2.243　長母趾屈筋の等尺性収縮後リラクゼーション（PIR）、収縮期

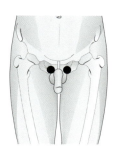

図2.244　長母趾屈筋、神経リンパ反射点（NL）前面

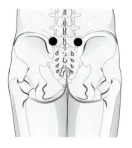

図2.245　長母趾屈筋、神経リンパ反射点（NL）後面

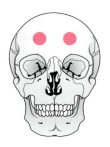

図2.246　長母趾屈筋、神経血管反射点（NV）

短母指屈筋　M. flexor pollicis brevis

解剖学
起始：

浅頭：屈筋支帯、大菱形骨

深頭：大菱形骨、有頭骨

走行：母指対立筋と同じ面

停止：母指基節骨底の橈側面

作用
母指基節骨を屈曲し、母指の対立時にともに働く。すなわち第1中手骨も屈曲する。手掌に対して母指を垂直に動かす内転とは区別すること。

弱化の徴候：ペンをもつのが難しい。

テスト
肢位：母指の屈曲位。第1中手骨は手掌面を保ち、母指を掌側へ向けて曲げる。

安定：第1中手骨。

接触：母指基節骨の尺側・掌側面。

患者：母指を手掌・屈曲方向へ押す。

検査者：それに対して伸展方向で支える。

テスト時の注意点：テスト時は、母指対立筋と短母指屈筋を正確に区別する必要がある。母指対立筋のテストでは、第1中手骨頭に接触し、第2-5中手骨のあたりを安定させる。短母指屈筋では第1中手骨を安定させ、母指基節骨にテスト圧をかける。

筋筋膜症候群
伸張テスト：母指を伸展させる。

PIR：患者は伸張位から軽く屈曲方向へ収縮させる。弛緩期に軽く伸張する。

よくある関連障害
外部の補助がないと伸展できない「弾発母指」は、短母指屈筋のトリガーポイントと関係している。長母趾屈筋腱のすべりが制限される。

圧迫障害：正中神経と尺骨神経の2つで支配されているため（浅頭と深頭）、圧迫による障害は少ない。

運動神経支配：
- 浅頭：正中神経、C6、7
- 深頭：尺骨神経、C8

短母指屈筋　M. flexor pollicis brevis　**103**

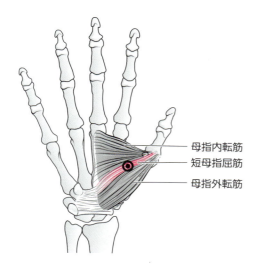

図2.247　短母指屈筋、解剖図

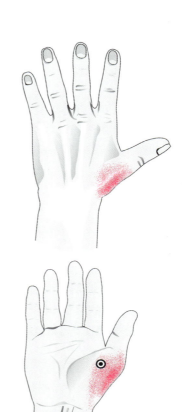

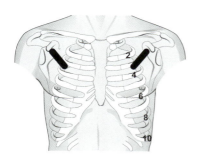

図2.248　短母指屈筋、神経リンパ反射点(NL) 前面

図2.250　短母指屈筋、トリガーポイントと関連痛

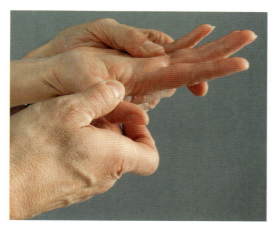

図2.249　短母指屈筋の伸張と等尺性収縮後リラクゼーション(PIR)

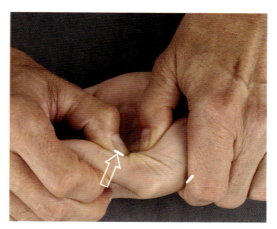

図2.251　短母指屈筋のテスト

長母指屈筋　M. flexor pollicis longus

解剖学

起始：橈骨の前面、橈骨粗面の遠位。骨間膜、鉤状突起の内側縁および／または上腕骨内側上顆

走行：前腕の深層

停止：母指末節骨底の掌側面

作用

母指の末節骨を屈曲する。中手指節関節と母指手根中手関節の屈曲を助ける。

ここでの屈曲とは、母指基節骨や末節骨を手掌へ向けて尺側・掌側方向へもっていくことである。

弱化の徴候：母指末節骨の屈曲力が低下している。ペンをもつのが難しい。

テスト

肢位：母指末節骨の屈曲。

安定：第1中手骨と母指基節骨。

接触：母指末節骨に掌側から。

患者：屈曲方向へ押す（手掌面に対して垂直）。

検査者：母指末節骨を掌側から伸展方向へ押す。

テスト時の注意点：上記のとおりに正確に安定できていない。検査者の対抗圧が強すぎる。疼痛の誘発。

筋筋膜症候群

伸張テスト：母指の末節骨を伸展する。

PIR：患者は伸張位から軽く屈曲方向へ収縮させる。弛緩期に軽く伸張する。

よくある関連障害

この筋は手根管の近位で正中神経に支配されるため、正中神経圧迫症候群の鑑別診断に用いることができる。「弾発母指」については短母指屈筋を参照。

運動神経支配：正中神経、C7、8

長母指屈筋 M. flexor pollicis longus   **105**

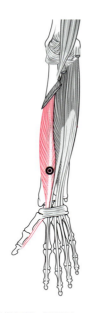

図 2.252　長母指屈筋、解剖図

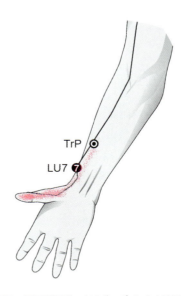

図 2.255　長母指屈筋、トリガーポイントと関連痛

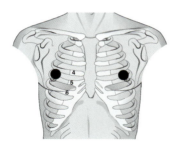

図 2.253　長母指屈筋、神経リンパ反射点(NL) 前面

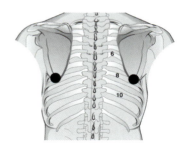

図 2.256　長母指屈筋、神経リンパ反射点(NL) 後面

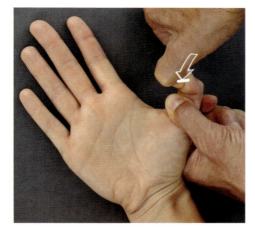

図 2.254　長母指屈筋のテスト

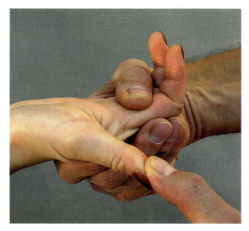

図 2.257　等尺性収縮後リラクゼーション(PIR)

腓腹筋　M. gastrocnemius

解剖学
起始：
内側頭：大腿骨内側顆
外側頭：大腿骨外側顆
走行：両頭が合わさって大きなアキレス腱となる。内側頭の腹筋のほうがより尾側へ向かう
停止：踵骨隆起

作用
足の底屈、膝関節の屈曲。
弱化の徴候：立位で膝が過伸展している。つま先歩行が不安定。

テスト
肢位：患者は腹臥位または仰臥位になる。膝は伸展、足は底屈しておく（図2.267）。
接触：一方の手で患者の踵骨を、他方の手で底側から前足部をつかむ。
患者：前足部を下方へ押す（底屈方向）。
検査者：踵を尾側へ引きながら前足部を頭側へ押す（背屈方向）。
このテストでは、腓腹筋をヒラメ筋から分離できない。Leaf（1996）によるこの古典的な足底屈テストでは、つま先立ちの障害を伴う強度の弱化しか発見できない。力の強いこの筋に働きかけるには、レバーアームが短い。

Beardall (1985) によるテスト
膝関節の屈曲をテストする。ただしこの運動は、力の強いハムストリングスの共同作用のため複雑である。
肢位：患者は仰臥位になり、股関節と膝をそれぞれ約35-45°曲げる（図2.264）。
安定：前方から手を面にして膝を安定させる。
接触：やわらかく踵骨に。
患者：踵を全力で殿部方向へ引く。
検査者：それに対して膝の伸展方向で支える。このとき、ベクトルを厳密に水平に保つ必要がある（診察台の面に対して平行）。
外側頭：腓腹筋外側頭のテストには、脛骨を外旋し、足を外反する（図2.266）。
内側頭：こちらでは、足を内反し、脛骨を内旋する（図2.265）。
テスト時の注意点：ハムストリングスの弱化は、腓腹筋の弱化と混同される。テストベクトルは厳密に水平に保つこと。テスト時に接触箇所で疼痛を誘発してはいけない。

> **運動神経支配**：脛骨神経、L4、5、S1、2
> **肋骨ポンプゾーン**：肋間腔、肋横突関節6、7
> **内臓**：副腎
> **経絡**：心包経（循環・性）
> **栄養素**：副腎補酵素、Vit. B_2、B_5、B_6、B_9、B_{12}、C、チロシン
> **SRの所属**：
> ● 内側頭：L1とL2
> ● 外側頭：L2

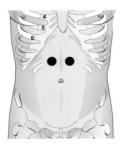

図2.258　腓腹筋、神経リンパ反射点（NL）前面

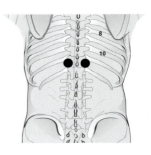

図2.259　腓腹筋、神経リンパ反射点（NL）後面

腓腹筋　M. gastrocnemius　　**107**

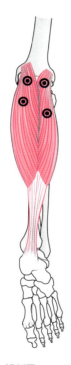

図 2.260　腓腹筋、解剖図

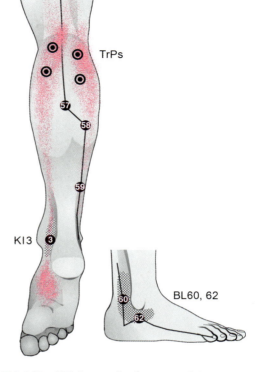

図 2.262　腓腹筋、トリガーポイントと関連痛

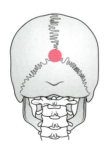

図 2.261　腓腹筋、神経血管反射点（NV）

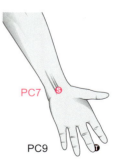

図 2.263　腓腹筋、瀉穴（S）、補穴（T）

筋筋膜症候群

伸張テスト：患者は仰臥位になり、膝を完全に伸展させる。前足部を頭側へ、踵を尾側へ向けて動かして、足を背屈する。背屈が10°以下の場合は、腓腹筋および／またはヒラメ筋が短縮している。

たいていはヒラメ筋の短縮も関係している。膝を屈曲して背屈テストを再度行うことで鑑別診断ができる。膝を屈曲すると、腓腹筋が弛緩する。

PIR：上記のとおりに伸張してから、患者は底屈方向へ軽く収縮させる。弛緩期に背屈方向へやさしく伸張する。

よくある関連障害

過緊張状態と短縮も関係する。その結果、前脛骨筋、場合によって長趾伸筋が抑制され、下垂足や踵骨に骨棘が生じる。病因が逆の場合もある。前方の筋肉の抑制によって、腓腹筋が反応的に収縮する。

圧迫障害：神経根S1（椎間円板L5/S1）に病変があると、腓腹筋が弱化する（長母趾屈筋、長腓骨筋、短腓骨筋とともに）（Patten, 1998; Walther, 2000）。

腓腹筋 M. gastrocnemius 109

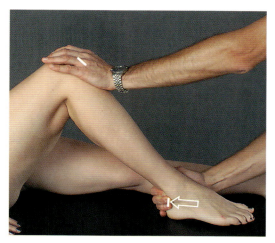

図 2.264　腓腹筋のテスト（両頭）

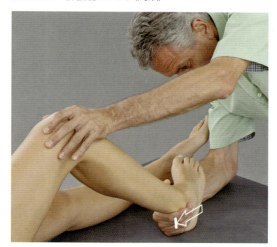

図 2.265　腓腹筋のテスト、内側頭

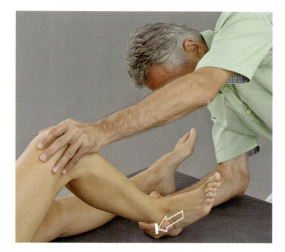

図 2.266　腓腹筋のテスト、外側頭

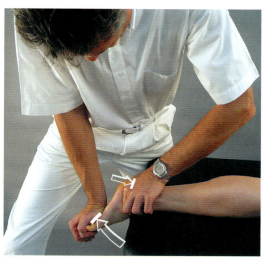

図 2.267　腓腹筋のテスト、Leaf (1996) による

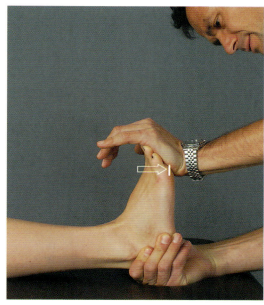

図 2.268　腓腹筋の伸張と等尺性収縮後リラクゼーション（PIR）、収縮期

大殿筋　M. gluteus maximus

解剖学

起始：腸骨の外面で後殿筋線の後方、胸腰筋膜、仙骨と尾骨の外側縁、仙結節靱帯

走行：斜め下方へ収束

停止：下1/3は大腿骨の殿筋粗面に付着。上2/3は、脛骨に付着する大腿筋膜の腸脛靱帯につながる

作用

大腿骨の伸展と外旋。固定点が大腿骨にある場合は、骨盤の直立。上方の線維は大腿骨の外転時にともに働く。伸展作用は、歩幅が大きいとき、階段をのぼるときに現れる。膝の外側安定時にともに働く（腸脛靱帯を介して）。仙腸関節の安定は、臨床的に非常に重要である。

弱化の徴候：萎縮が見られる。座位から起立するのが難しい。腸骨が前方回旋して股関節の一側が高くなっている。膝の外側不安定性（内反膝）。

テスト

肢位：患者は腹臥位になり、膝を90°以上曲げて、共同筋であるハムストリングスをテストから除外する。骨盤が持ち上がらない程度に大腿骨を最大伸展させる。

安定：状況に応じて、骨盤を安定させて回旋を防ぐか、膝の屈曲位を維持する。

接触：大腿の遠位、膝窩の頭側。

患者：大腿を最大力で上方へ向けて押す。

検査者：それに対して支える。

テスト時の注意点：テスト肢位がしっかり作れていない（上記を参照）。

筋筋膜症候群

伸張テスト：患者は仰臥位になり、テスト側の下肢の股関節を最大屈曲させる（膝は屈曲位）。対側下肢は診察台上で固定する。

PIR：患者は曲げた下肢を伸張位から最小力で伸展させる。伸展している間は呼気を保つ。患者の吸気中に、検査者は軽く伸張する。

運動神経支配：下殿神経、L5、S1、2
内臓-体壁分節（TSライン）：L3
肋骨ポンプゾーン：肋間腔、肋横突関節7、10
内臓：生殖腺
経絡：心包経（循環・性）
栄養素：Vit. A、B₃、C、E、PUFA、Se、Zn、Mg
SRの所属：Th5-12、L1-5、S1-3

大殿筋 M. gluteus maximus 111

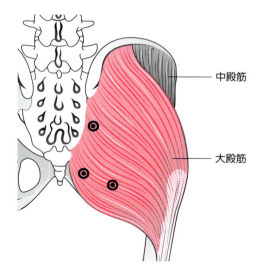

図2.269 大殿筋、解剖図

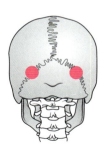

図2.270 大殿筋、神経血管反射点(NV)

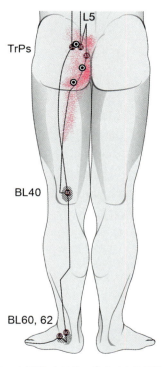

図2.271 大殿筋、トリガーポイントと効果的な遠位穴

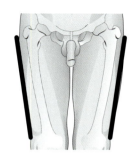

図2.272 大殿筋、神経リンパ反射点(NL)前面

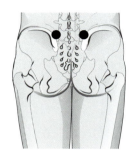

図2.273 大殿筋、神経リンパ反射点(NL)後面

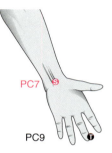

図2.274 大殿筋、瀉穴(S)、補穴(T)

2　筋肉

よくある関連障害

上部頚椎にフィクセーションがある場合、大殿筋の両側に機能的弱化が生じ、腰椎が過前弯して関節面が圧迫される。

機能的弱化があると、腸脛靱帯を介して膝の外側安定が不足し、仙腸関節が十分に安定しなくなる。反対に、仙腸関節の不安定性でも大殿筋の機能的弱化が起こる。

大殿筋が抑制していると、梨状筋の過緊張や、ストレイン・カウンターストレイン病変が起こり、梨状筋症候群が生じることがある。その結果、仙腸関節の仮性神経根症状に真性の神経根症状が加わる。

一次的に抑制しているのが梨状筋の場合は、病変チェーンは逆になる。

脊椎性反射症候群の関連から、複合の疼痛像が生じることがある。アプライド・キネシオロジーの診断法を使えば、鑑別診断の分析を行うことができる。

圧迫障害：梨状筋の過緊張によることがある。その結果、梨状筋下孔のあたりで圧迫が起こる（下殿神経の貫通箇所）。大殿筋が機能障害の場合にも、梨状筋が過緊張になり、梨状筋症候群が起こり得る（坐骨神経の刺激）。こうして大殿筋と梨状筋のアンバランスは相互的に強まる。

大殿筋はS1の神経根症候群を調べるのに適した分節判別筋である。

大殿筋 M. gluteus maximus

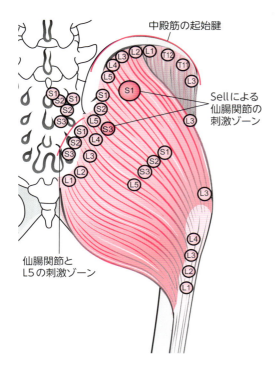

図 2.275　大殿筋と中殿筋の脊椎性反射ゾーン（Sutterによる。出典はDvoràk and Dvoràk, 1991）

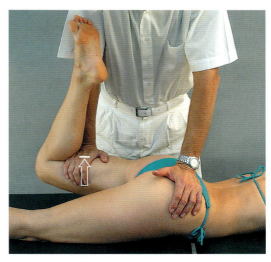

図 2.276　大殿筋のテスト

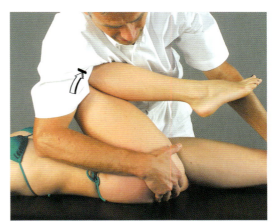

図 2.277　仰臥位での大殿筋の伸張テストと等尺性収縮後リラクゼーション（PIR）

中殿筋　M. gluteus medius

解剖学
起始：腸骨の外面（腸骨稜の前3/4）
走行：頭側から尾側へ扇状に収束。後方の線維束は、前方の線維束下に入り込む。この筋の後部は大殿筋に、前部は大腿筋膜張筋におおわれている。下層に小殿筋があり、両筋はつねにともにテストされる
停止：大転子の外側面

作用
筋全体で大腿を外転する。一方の下肢が固定されているときは、同側へ骨盤を傾ける。
前方の線維は股関節の屈曲と内旋、後方の線維は伸展と外旋を行う。
弱化の徴候：立位で一方の股関節が高い。骨盤が回旋している。歩行時に骨盤が過度に回旋する（動揺性歩行）。

テスト
肢位：患者は仰臥位になる（図2.285）。下肢を伸ばして約45°外転し、診察台から出して約20°伸展する。共同筋である大腿筋膜張筋をできるだけ除外するため、下肢を外旋位に保つ。
安定：反対側の下肢を診察台に押しつける。
接触：下腿の遠位。
患者：外側・斜め下方へ押す。
検査者：それに対して、内転・軽い屈曲方向で支える。

Kendall（1983）によるテスト
肢位：側臥位（図2.278）。患者はテスト側の下肢を上にして横たわる。その下肢を完全に外転し（ただし最大45°）、軽く外旋する。膝は完全に伸展しておく。
安定：反対側の下肢は膝を曲げて安定させる。骨盤が必ず中間位を保つよう、検査者は慎重に安定させる。
患者：下肢を全力で上方へ押す。
検査者：それに対して、外転時に足が描く弧の接線方向で支える。
テスト時の注意点：反対側の下肢の安定が足りない。下肢が内旋している。股関節が屈曲している。膝が完全に伸展していない（以上のどれが該当しても、大腿筋膜張筋の動員につながる）。
中殿筋の機能障害は、側臥位でしか見つからないことがある。ただし、「圧迫障害」の注意書きにも気をつけること。

運動神経支配：上殿神経、L4、5、S1
内臓-体壁分節（TSライン）：L5
肋骨ポンプゾーン：肋間腔、肋横突関節4、5、9、10
内臓：生殖腺、子宮、前立腺
経絡：心包経（循環・性）
栄養素：Vit. A、B_3、C、E、PUFA、Mg、Se、Zn
SRの所属：
● 前方の線維：胸椎
● 後方の線維：L1-L4

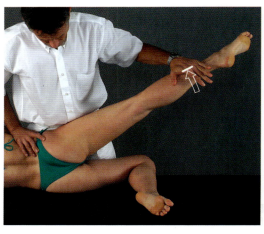

図2.278　中殿筋のテスト

中殿筋　M. gluteus medius　　**115**

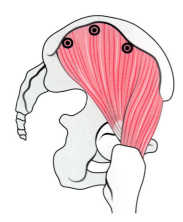

図2.279　中殿筋、解剖図

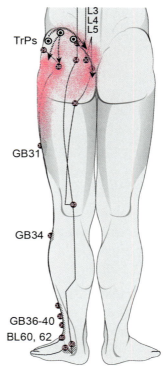

図2.281　中殿筋、効果的な遠位穴

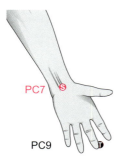

図2.280　中殿筋、瀉穴(S) 補穴(T)

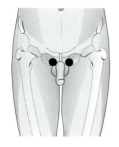

図2.282　中殿筋、神経リンパ反射点(NL) 前面

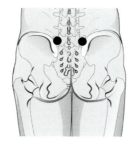

図2.283　中殿筋、神経リンパ反射点(NL) 後面

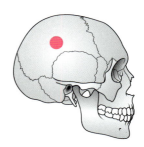

図2.284　中殿筋、神経血管反射点(NV)

筋筋膜症候群

伸張テスト：仙腸関節のマニピュレーション時のような側臥位になる。下側の下肢を伸展し、上体を後方回旋して安定させる。テスト側の下肢を伸展したまま、診察台から出して前内側へ運ぶ。

PIR：患者は自重に反して下肢を軽く持ち上げる。弛緩期には、下肢の自重だけで伸張する。

よくある関連障害

圧迫障害：腸腰靱帯症候群、梨状筋症候群、上殿神経の圧迫（L4-S1）。圧迫によって中殿筋の機能障害が生じる。これは、仰臥位のテストでしか見つからないことが多い。こうした機能的弱化はふつう側臥位では発見できない（Leaf, 1996）。

小殿筋 M. gluteus minimus

解剖学

起始：腸骨翼の下殿筋線から前殿筋線の間を扇状に。後方の線維は大坐骨切痕の端から始まる

走行：中殿筋下で、大転子の前縁へ向かって扇状に

停止：大転子の前縁、股関節包

作用

大腿骨の外転と内旋。屈曲を補助する。

テストおよび内臓-体性システムの7要素

中殿筋と同じ。中殿筋と小殿筋は徒手テストで区別できない。

筋筋膜症候群

伸張テスト、PIR：中殿筋と同じ。

運動神経支配：上殿神経、L4、5、S1
内臓-体性分節、TSライン：L5
肋骨ポンプゾーン：肋間腔、肋横突関節4、5、9、10
内臓：生殖腺、子宮、前立腺
経絡：心包経（循環・性）
栄養素：Vit. A、B_3、C、E、PUFA、Mg、Se、Zn
SRの所属：Th4-12

小殿筋　M. gluteus minimus　　**117**

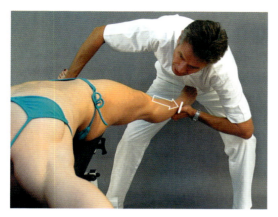

図 2.285　中殿筋のテスト

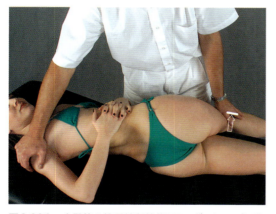

図 2.286　中殿筋の等尺性収縮後リラクゼーション（PIR）

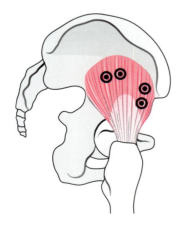

図 2.287　小殿筋、解剖図

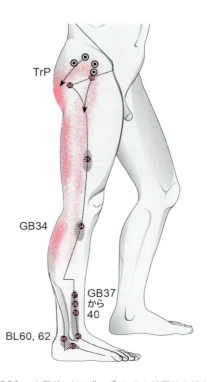

図 2.288　小殿筋、トリガーポイントと効果的な遠位穴

薄筋　M. gracilis

解剖学
起始：恥骨下枝、恥骨の外側
停止：脛骨の内側面、脛骨内側顆の遠位。腱は縫工筋の腱の後方で鵞足につく

作用
大腿骨の内転、内旋、屈曲。膝の屈曲。脛骨の内旋。
弱化の徴候：一側の腸骨が後方へ回旋している。膝の内側安定が不足している（外反膝）。筋の触診で痛みがある。

股関節での作用のテスト
肢位：仰臥位（図2.290）。テスト側の下肢を最大に内旋する（内転・外転に関しては中間位）。
安定：反対側の下肢を内側から。
接触：内側から患者の下腿の遠位に。
患者：テスト側の下肢を全力で内側へ引く。
検査者：それに対して外転方向で支える。

膝での作用のテスト
肢位：腹臥位（図2.289）。患者の大腿骨を伸展、内旋、30°外転して支持する。膝は約45°曲げる。
安定：必要に応じて、反対側の骨盤を安定させるか、テスト側の膝を検査者の大腿に乗せて押さえる。
接触：患者の下腿の遠位。
患者：下腿を屈曲方向へ引く。
検査者：伸展時に下腿が描く弧の接線方向で抵抗を加える。
テスト時の注意点：仰臥位で反対側の下肢を十分に安定できていない。
腹臥位のテストで、膝構造に負荷がかかって痛みが生じることがある。適切に安定させること。

筋筋膜症候群
伸張テスト：仰臥位で反対側の下肢を固定する。テスト側の下肢を外転、外旋、軽く伸展する。
PIR：患者は息を吸いながら、伸張位から軽く下肢を内転させる。呼気中に、治療者は軽く伸張する。

よくある関連障害
副腎の機能障害。腸骨の後方回旋（仙腸関節の病変）。膝内側の疼痛を伴う膝内側不安定性。
圧迫障害：閉鎖神経症候群（妊娠、外傷による）：閉鎖筋を通り抜ける際に閉鎖神経が圧迫される。

運動神経支配：閉鎖神経、L2、3、4
内臓-体壁分節（TSライン）：Th9
肋骨ポンプゾーン：肋間腔、肋横突関節6、8
内臓：副腎
経絡：心包経（循環・性）
栄養素：Vit. B_3、B_5、B_6、B_{12}、葉酸、副腎抽出物、薬用人参
SRの所属：L4

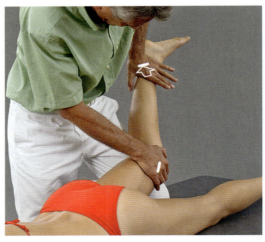

図2.289　薄筋のテスト、KendallおよびGoodheartによる

薄筋 M. gracilis   119

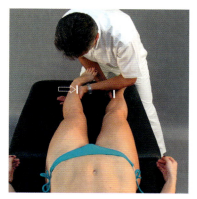

図 2.290 薄筋のテスト、Beardallによる

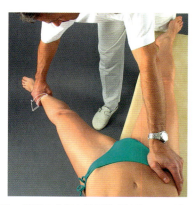

図 2.291 薄筋の伸張と等尺性収縮後リラクゼーション（PIR）

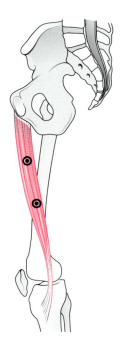

図 2.292 薄筋、解剖図

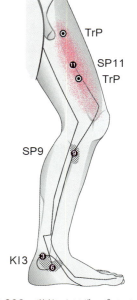

図 2.293 薄筋、トリガーポイント、関連痛、効果的な遠位穴

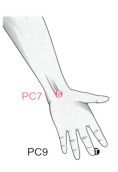

図 2.294 薄筋、瀉穴(S)、補穴(T)

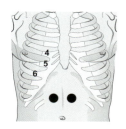

図 2.295 薄筋、神経リンパ反射点（NL）前面

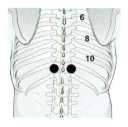

図 2.296 薄筋、神経リンパ反射点（NL）後面

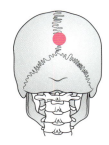

図 2.297 薄筋、神経血管反射点（NV）

ハムストリングス(大腿後面筋群)
Hamstrings

解剖学
起始：
半腱様筋、半膜様筋：坐骨結節
大腿二頭筋長頭：坐骨結節、仙結節靭帯
大腿二頭筋短頭：大腿骨粗線の外側唇

停止：
半膜様筋：脛骨の内側顆。垂直の線維は膝窩筋を介してヒラメ筋線まで向かい、1/3の線維は膝関節包を後方から強化する
半腱様筋：背側でもっとも大きな腱として、半膜様筋、縫工筋、薄筋と鵞足を作る。鵞足の腱は脛骨の内側面に付着する
大腿二頭筋：脛骨の外側顆、腓骨頭

作用
膝関節の屈曲と、股関節の伸展。歩行時の直立位の維持を助ける。
内側のハムストリングスには股関節と膝関節を内旋する作用があり、外側のハムストリングスには外旋の作用がある。

弱化の徴候： 内側と外側のハムストリングスがアンバランスだと、大腿骨と脛骨が回旋する。膝の内側または外側の安定性が不足している（外反膝または内反膝）。腸骨が前方回旋し、弱化のある側の骨盤が高くなっている。

テスト
肢位： 患者は腹臥位で膝を最大60°曲げる。力の強い患者の場合は45°までにしておく。
全体テストには（内側と外側のハムストリングス）、内旋・外旋は加えない（図2.299、2.308）。
内側のハムストリングスのテストには大腿を30°内旋し（図2.307）、外側のテストには30°外旋する（図2.306）。

安定： セラピーローカリゼーションの偶発を避けるため、仙腸関節には触れずに骨盤を安定させる。あるいは、筋腹を押さえたり、腸骨稜の上方の腰部を安定させたりすることもできる。ただしこの場合は、セラピーローカリゼーションを偶発させる恐れがある。

接触： 踵骨とアキレス腱、またはもう少し近位にやさしく接触する。腱付着部を刺激しないこと。

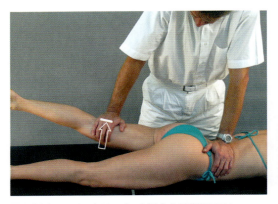

図2.298　ハムストリングスの近位作用部のテスト

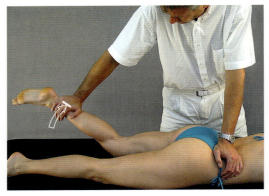

図2.299　ハムストリングス全体のテスト

ハムストリングス（大腿後面筋群）Hamstrings　　**121**

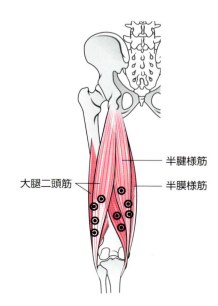

図2.300　ハムストリングス、解剖図

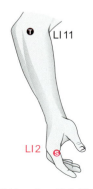

図2.301　ハムストリングス、瀉穴（S）、補穴（T）

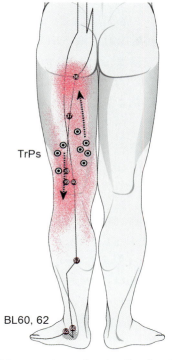

図2.302　ハムストリングス、トリガーポイントと効果的な遠位穴

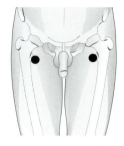

図2.303　ハムストリングス、神経リンパ反射点（NL）前面

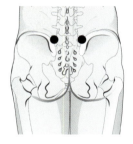

図2.304　ハムストリングス、神経リンパ反射点（NL）後面

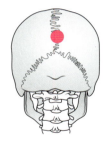

図2.305　ハムストリングス、神経血管反射点（NV）

患者：踵を強く上方へ押す。

検査者：それに対して、膝屈曲時に踵が描く弧の接線方向で支える。

股関節での作用は、図2.298で示した肢位でテストできる。

テスト時の注意点：上記のテストベクトルを守っていない。動員を避けるため、患者は骨盤を上げてはいけない。膝を曲げすぎると、筋肉が軽く痙攣する。

仰臥位のテスト：患者は股関節を約45°、膝を約90°曲げる（図2.309）。検査者は片手を面にして患者の踵骨に接触し、他方の手は膝にあてる。患者に踵を殿部のほうへ引かせる。それに対して膝伸展の方向で支える。その際、腓腹筋のテストと区別するため、ベクトルを必ず尾側・前方へ向ける。こうすることで、股関節の伸展も同時にテストできる。

筋筋膜症候群

伸張テスト：患者は仰臥位になり、Lasègueテストのように下肢を伸ばしたまま上げる。股関節の屈曲が80°に満たない場合（10°の骨盤後方回旋を含む）は、ハムストリングスが短縮しているといえる。さらに足を背屈した場合、腓腹筋に短縮やトリガーポイントがあれば、膝や下腿の後面に張りつめた感覚と痛みが生じる。

殿部や下肢後面にそったこうした痛みは、神経根症候群とつねに明確に区別できるわけではない。神経根性疼痛は遠位に強く現れる。

もっともよい鑑別法は、トリガーポイントを検査して治療すること、あるいはハムストリングスの等尺性収縮後リラクゼーションを行うことである。治療後は股関節の屈曲が向上する。神経根症候群であれば、リラクゼーションを行っても屈曲が改善しない。

PIR：患者は息を吸いながら、伸張位から伸展方向へ軽く下肢を収縮させる。呼気中に、治療者は軽く伸張する。

よくある関連障害

骨盤に病変があると、機能的な弱化の反応が見られることが多い。膝が不安定なときは必ずハムストリングスの障害を探すこと。両側のハムストリングスに弱化があるときは、仙骨の病変（吸気／呼気補助仙骨障害）または仙尾骨の病変を示す。

圧迫障害：S1の神経根症候群（椎間孔L5/S1）、梨状筋症候群、腸腰靱帯症候群。

運動神経支配：坐骨神経、L4、L5、S1、S2
内臓-体壁分節（TSライン）：L1
肋骨ポンプゾーン：肋間腔、肋横突関節10
内臓：直腸
経絡：大腸経
栄養素：Vit. E、Ca、Mg、L-グルタミン
SRの所属：
● 大腿二頭筋：Th12、L1
● 半膜様筋：L5
● 半腱様筋：S2

ハムストリングス（大腿後面筋群）Hamstrings　　**123**

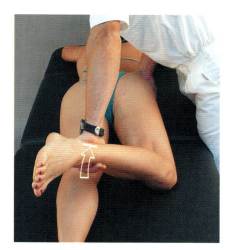

図 2.306　外側のハムストリングスのテスト

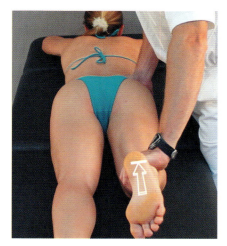

図 2.308　ハムストリングス全体のテスト

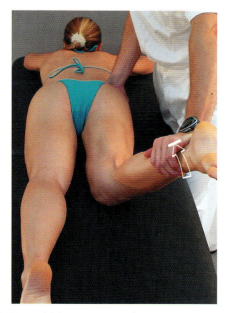

図 2.307　内側のハムストリングスのテスト

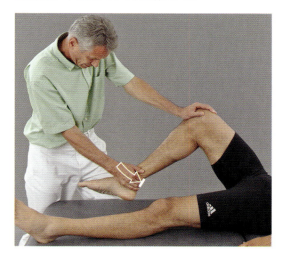

図 2.309　仰臥位でのハムストリングスのテスト

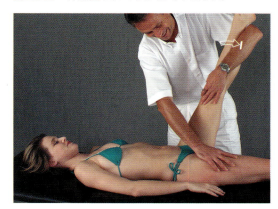

図 2.310　ハムストリングス、等尺性収縮後リラクゼーション（PIR）、伸張

腸骨筋 M. iliacus

解剖学
起始：腸骨窩（腸骨内面の上2/3）、仙腸関節の付近、仙骨の前面、仙腸靱帯、腰仙靱帯、腸腰靱帯
走行：恥骨上枝を介して収束
停止：大小腰筋とともに小転子

作用
中間位から大腿骨を屈曲、内転、軽く内旋する（Palastanga, Field et al., 1989; Schiebler, Schmidt et al., 1999）。ほとんどの文献では（Walther, 2000; Travell and Simons, 1992など）、軽い外旋作用も挙げている。しかし、腸骨筋は股関節の支点の内側に付着するため、内旋作用のほうが可能性が高い。股関節の屈曲・外転位からは、屈曲、外旋、内転を行う。この筋では、股関節の支点と筋停止部の関係は変化する。立位（固定点は停止部）では、骨盤を前屈する。屈曲作用は、30°以上から強くなっていく（Travell and Simons, 1992）。
弱化の徴候：一側の腸骨が後方へ回旋している（下肢が短い）。歩幅が小さい。歩行時に下腿の蹴り出しが強い。腹斜筋の活動により、骨盤が弱化の反対側へ回旋している。

テスト
肢位：患者は仰臥位で膝を伸展したまま、下肢を45°外転（できる範囲で）、完全に外旋、約60-70°屈曲させて、検査者はこの肢位を維持しておく。大きく屈曲することで、大小腰筋のテストと区別する。
安定：反対側の骨盤。
接触：下腿の遠位に内前方から。
患者：下肢をテスト肢位に保ったまま、検査者の指示に合わせて屈曲・内転方向へ押す。
検査者：筋収縮時に下腿が描く弧にそって、伸展・外転方向で対抗圧を加える。
テスト時の注意点：腸骨筋と大小腰筋のテストは、股関節を大きく屈曲・外転させる点だけが異なる。
テストを行う際は、検査者が事前に下肢をテスト肢位に運び、その状態で維持すること。場合によっては、患者が下肢を動かす過程を練習しておく必要がある。

腸骨筋 M. iliacus

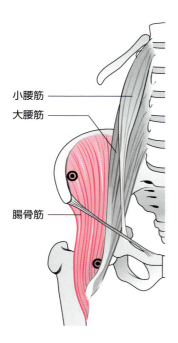

図 2.311　腸骨筋、解剖図

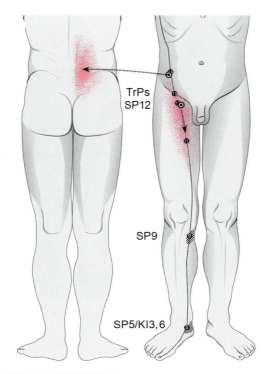

図 2.312　腸骨筋、トリガーポイントと効果的な遠位穴

筋筋膜症候群

伸張テスト：このテストでは大小腰筋と腸骨筋を分離できない。患者は診察台の端に横たわる。反対側の股関節を曲げておき、検査者はその膝を固定して、骨盤と腰椎を安定させる。テスト側の下肢は膝を曲げ、自重で股関節を伸展しておく。自重で伸張されたり検査者が軽く伸張したりすると、トリガーポイント痛が誘発される。

PIR：患者は伸張位から軽く大腿を持ち上げる。このとき、膝は曲げたままで、下腿が力まずに垂れ下がった状態にしておく。膝が伸びてしまうと、共同筋である大腿直筋が過剰に活動する。

この肢位を、息を吸いながら約10秒維持する。呼気中は下肢をそのまま沈ませると、自重で伸張する。

よくある関連障害

短縮があるときは、腸骨の前方回旋。

圧迫原因：緊張やトリガーポイントがあると、鼠径靭帯と腸腰筋の間が圧迫されることがある。この場合、大腿の腹側にパレステジア（外側大腿皮神経、感覚異常性大腿神経痛）が生じる（Travell and Simons, 1992; Lewit, 1992）。

運動神経支配：L2、3、4
内臓-体壁分節（TSライン）：Th11、12
肋骨ポンプゾーン：肋間腔、肋横突関節4、7、12
内臓：腎臓
経絡：腎経
栄養素：Vit. A、E
SRの所属：L1-L5、仙腸関節

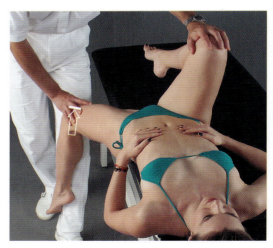

図2.313 腸腰筋の等尺性収縮後リラクゼーション（PIR）、収縮期

腸骨筋　M. iliacus　127

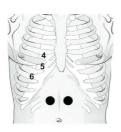

図2.314　腸骨筋、神経リンパ反射点（NL）前面

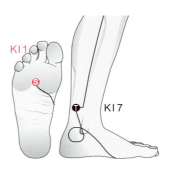

図2.316　腸骨筋、瀉穴（S）、補穴（T）

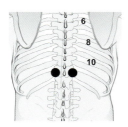

図2.315　腸骨筋、神経リンパ反射点（NL）後面

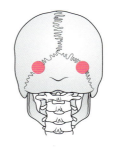

図2.317　腸骨筋、神経血管反射点（NV）

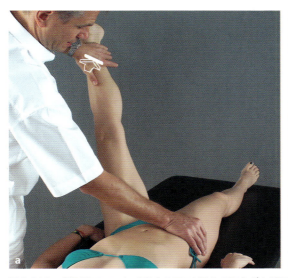
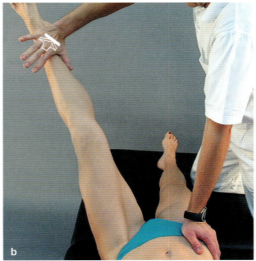

図2.318　腸骨筋のテスト、図b）のテスト肢位のほうが人間工学にかなっている

棘下筋 M. infraspinatus

解剖学
起始：棘下窩の内側2/3
走行：外側へ収束
停止：上腕骨大結節の中面、肩関節包

作用
上腕骨の外旋、関節窩と上腕骨頭の背側安定筋（ローテーターカフの一部）。この安定作用は、とくに上肢の外転時に働く。上方の線維は外転時、下方の線維は内転時にともに働く。
弱化の徴候：立位で、上肢がかなり内旋して下垂している。筋の萎縮が肩甲棘の下方にくぼみとして見られ、明らかに触診することができる。

テスト
肢位：上腕骨を90°以内で外転し、肘を90°曲げる。上腕骨をほぼ最大に外旋する。
安定：肘に内側から。瀉穴 TE10 のあたりには接触しない。

接触：背側から前腕の遠位に。
患者：外旋方向へ押す（手を後方へ）。
検査者：内旋時に前腕が描く弧にそって、対抗圧を加える。外転の角度を70°よりも小さくすると上方の線維がテストされ（図2.324）、70-90°にすると下方の線維がテストされる（図2.325）。
テスト時の注意点：肘を内側から十分に安定できていない。正常な可動域まで上腕骨を外旋できていない。検査者の手が骨に接触して痛みを誘発する。テスト時は、動員によって関節窩の位置が変化していないか観察する必要がある。患者がテスト肢位から動いてしまう場合は、以下の措置が可能である。手で患者の肩をつかみ、90°外転、外旋した上腕に自分の前腕をあてる。このとき、肘の内側を患者の肘の外側につけて安定させる。

棘下筋　M. infraspinatus　**129**

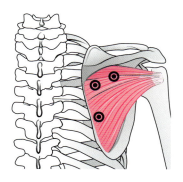

図2.319　棘下筋、解剖図

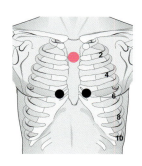

図2.321　棘下筋、神経リンパ反射点(NL) 前面

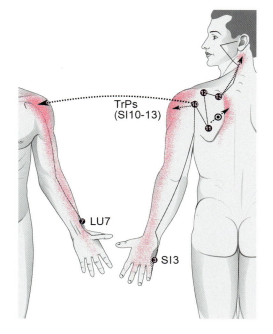

図2.320　棘下筋、トリガーポイントと効果的な遠位穴

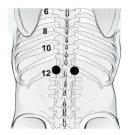

図2.322　棘下筋、神経リンパ反射点(NL) 後面

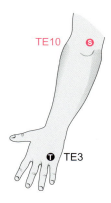

図2.323　棘下筋、瀉穴(S)、補穴(T)

筋筋膜症候群

伸張テスト： テスト側の上肢の手を反対側の肩甲骨へもっていく（上方の線維）。上肢を胸部の上方へ引いていく（下方の線維に向かう）。あらゆるポジションをテストして、もっとも関連痛が現れたところを治療するのが望ましい。

PIR： 患者は伸張位から中間位方向へ軽く引く。弛緩期には、伸張が軽く強まる。

よくある関連障害

棘下筋に弱化があると、肩甲下筋が反射的に過緊張になって短縮し、激しいトリガーポイント痛が生じる。その結果、上腕骨の外転と屈曲が低下する。こうした障害は「凍結肩（frozen shoulder）」の始まりのことがある。この状態で上肢を外転すると、肩甲骨が外側へ引かれる。

圧迫障害： C5の神経根症候群（椎間孔C4/C5）。肩甲切痕で肩甲上神経が絞扼されている。とくに肩甲骨の安定が不足している（菱形筋と前鋸筋に機能的弱化がある）。

運動神経支配： 肩甲上神経、C（4）、5、6
肋骨ポンプゾーン： 肋間腔、肋横突関節1、2、10
内臓： 胸腺
経絡： 三焦経(TE)
栄養素： Se、Zn、Cu、抗酸化物質、胸腺抽出物

棘下筋　M. infraspinatus　　**131**

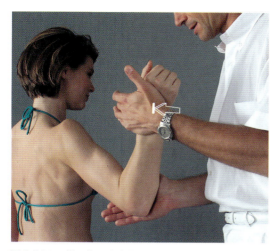

図2.324　棘下筋の上方線維のテスト

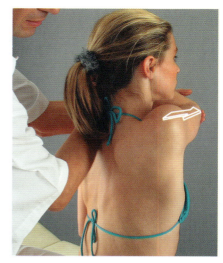

図2.326　棘下筋の下方線維の等尺性収縮後リラクゼーション（PIR）、収縮期

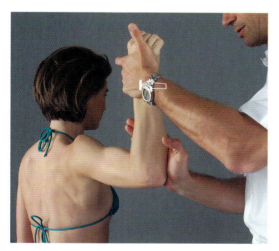

図2.325　棘下筋の下方線維のテスト

手の骨間筋と虫様筋
Mm. interossei et lumbricales

背側骨間筋　Mm. interossei dorsales

解剖学
起始：
第1背側骨間筋、橈骨頭：第1中手骨の尺側端の近位1/2
第1背側骨間筋、尺骨頭：第2中手骨の橈側面
第2・3・4背側骨間筋：第2-5中手骨で、2本の骨の間で向かい合うそれぞれの面
停止： 腱は指背腱膜につながり、基節骨底に付着

表2.1	第1-4背側骨間筋の停止
I	示指の橈側面
II	中指の橈側面
III	中指の尺側面
IV	薬指の尺側面

作用

表2.2	第1-4背側骨間筋の作用
I	示指の橈屈
II	中指の橈屈
III	中指の尺側外転
IV	薬指の尺側外転

弱化の徴候： 指を広げられない。

テスト
第2-4指の開き、中指の橈側・尺側外転をテストする。中指の橈屈では示指を、尺側外転では薬指を安定させる。通常、このテストは、健常手との比較にのみ用いる。

筋筋膜症候群
伸張テスト： それぞれ中手骨の骨間をつかんで指を広げる。
圧迫原因： 尺骨神経と正中神経の指の皮枝は、骨間筋のトリガーポイントや過緊張で刺激されることがあり、該当する指に感覚鈍麻やジセステジアが生じる。

よくある関連障害
背側骨間筋は分節判別筋として用いられ、椎間円板C7/Th1の突出や脱出で神経根が刺激されているか調べることができる。
この筋で注目すべきは、固有受容支配の強さである。痙縮のある患者に中手骨の骨間をなでるようにマッサージして徒手療法を施すと、上肢全体を明らかに弛緩させることができる。
圧迫障害： 尺骨神経の近位・遠位の圧迫：肘部管症候群、尺骨神経管症候群、小指対立筋のトリガーポイント

運動神経支配： 尺骨神経（C8、Th1）

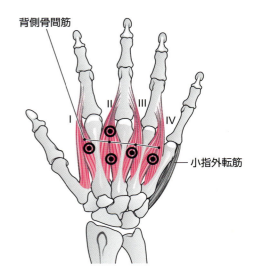

図2.327　背側骨間筋、解剖図

手の骨間筋と虫様筋：背側骨間筋　Mm. interossei dorsales　　133

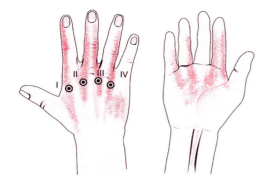

図2.328　背側骨間筋と虫様筋、トリガーポイントと関連痛

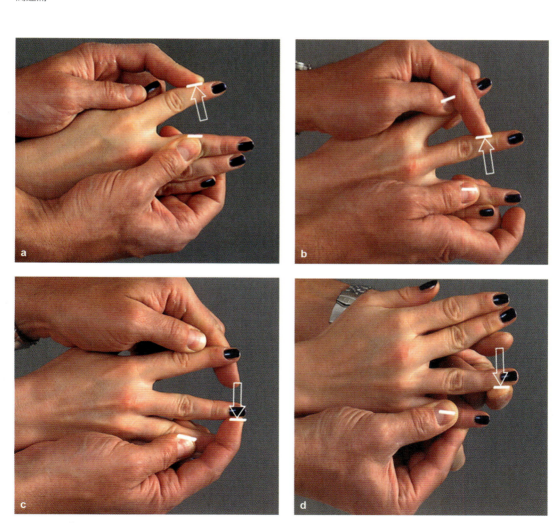

図2.329　第1-4背側骨間筋のテスト

掌側骨間筋　Mm. interossei palmares

解剖学

起始：
第1掌側骨間筋：第2中手骨の尺側面すべて
第2掌側骨間筋：第4中手骨の橈側面すべて
第3掌側骨間筋：第5中手骨の橈側面すべて
この筋は、手掌の最深層で、中手骨の間にある
停止： 背側骨間筋と同じように、腱は指背腱膜につながり、以下の指の基節骨底に付着する

表2.3	第1-3掌側骨間筋の腱の停止
I	示指の尺側面
II	薬指の橈側面
II	小指の橈側面

作用

示指を中指のほうへ内転し、薬指と小指を中指のほうへ内転する。

テスト

共同筋である母指内転筋が強力なため、第1掌側骨間筋のテストはあまり有効でない。示指を中指のほうへ、薬指と小指を中指のほうへ内転してテストする。このとき、内転する方向にある隣の指を固定する。

よくある関連障害

この筋は運動神経根C8の分節判別筋として用いることができる（椎間円板C7/Th1の病変）。

運動神経支配： 尺骨神経（C8、Th1）

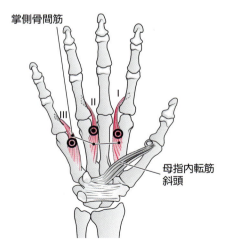

図2.330　掌側骨間筋、解剖図

手の骨間筋と虫様筋：掌側骨間筋　Mm. interossei palmares

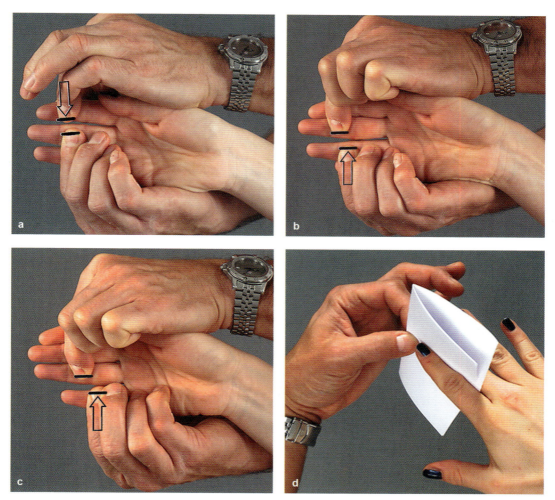

図 2.331　掌側骨間筋、第1（a）、第2（b）、第3（c）、第1掌側骨間筋と第2背側骨間筋(d)

虫様筋　Mm. lumbricales

解剖学

起始:

第1・2虫様筋 ： 示指と中指の深指屈筋腱の橈側面

第3・4虫様筋 ： 深指屈筋腱で、中指と薬指、薬指と小指の間で向かい合うそれぞれの面

走行: 虫様筋は手掌筋群の中層にある

停止: 骨間筋のように指の背側に付着するが、さらに遠位

腱は第2-5指の基節骨体のあたりで指背腱膜につながる

作用

第2-5指の中節骨と末節骨の伸展、基節骨の屈曲。

弱化の徴候: 「鷲手」で、第2-5指の中手指節関節が過伸展して、中節骨と末節骨が過屈曲している。中節骨と末節骨を伸展したまま中手指節関節を曲げるのが(「ピンチグリップ」)、難しい、または曲げられない。例 ： 片手で新聞をもっていられない。

テスト

肢位: 第2-5指の中手指節関節を曲げる。中節骨と末節骨は伸ばしておく。

安定: 手掌を固定

接触: それぞれの末節骨の掌側面。

患者: 指を伸ばしたまま中手指節関節を全力で曲げる。

検査者: それに対して支える。

テスト時の注意点: 指を屈曲すると、短指屈筋と長指屈筋が動員される。

筋筋膜症候群

伸張テスト: 第2-5指の基節骨を過伸展し、中節骨と末節骨を最大に屈曲する。

PIR: 患者は伸張位から中手指節関節の屈曲方向、近位指節間関節と遠位指節間関節の伸展方向へごくわずかに収縮させる。弛緩期に伸張する。

よくある関連障害

圧迫障害: 骨間筋(指の外転)は、Th1の神経根病変の分節判別筋である(Patten, 1998)。第1・2虫様筋 ： 手根管症候群など、正中神経の近位の圧迫すべて ： 斜角筋・肋鎖・烏口胸筋(or小胸筋)・円回内筋の圧迫。

第3・4虫様筋 ： 胸郭出口の圧迫、肘部管症候群、ギヨン管症候群。

運動神経支配:
- 第1・2虫様筋：正中神経、C (6、7) 8、Th1
- 第3・4虫様筋：尺骨神経、C (7) 8、Th1

手の骨間筋と虫様筋：虫様筋　Mm. lumbricales　　**137**

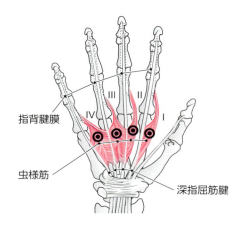

図 2.332　虫様筋、解剖図

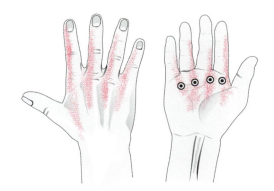

図 2.333　虫様筋、トリガーポイントと関連痛

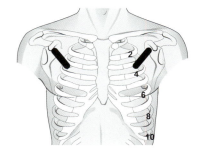

図 2.335　骨間筋と虫様筋の神経リンパ反射点（NL）

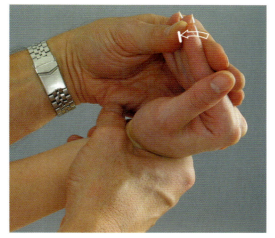

図 2.334　虫様筋のテスト

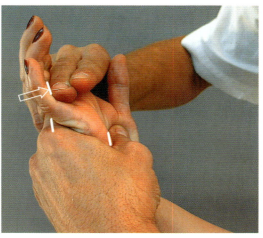

図 2.336　虫様筋の伸張と等尺性収縮後リラクゼーション（PIR）

広背筋　M. latissimus dorsi

解剖学
起始：腸骨稜、仙骨。広い腱膜を介して腰椎・第7-12胸椎の棘突起。ほかに、下部肋骨3-4本、肩甲骨の下角
走行：上外方へ収束。上方の線維はほぼ水平に走行、下方の線維は上方へ急斜行
停止：上腕骨の内前方の結節間溝底。大円筋と大胸筋の線維とともに

作用
肩の下制、上腕骨の伸展、内転、内旋。上方の線維は肩甲骨の外転としても働く。両側の収縮で、胸椎が伸展する。
弱化の徴候：立位で肩が上がっている。軽く前突している。手掌がかなり外旋位にある。

テスト
肢位：上腕骨を完全に内旋し（母指が後方を指す）、肘を完全に伸展する。上肢を10°ほど外転する（身体との間隔が1手幅ほど）。
安定：肩に手をあてる。肩を上げたり体幹を傾けたりしない。
接触：患者の前腕遠位に内側からしっかりと。
患者：上肢を伸ばしたまま身体へ向けて引く。
検査者：それに対して、外転・屈曲方向、つまりわずかに前方へ向いたベクトルで支える。
テスト時の注意点：患者の肘が曲がって、上腕二頭筋が動員されてはいけない。テストは必ず前額面（ズボンの脇の縫い目）の上肢ポジションから、外転・わずかに屈曲の方向で行う。

筋筋膜症候群
伸張テスト："Mouth-wrap-around-Test"：患者は背もたれのある椅子に座り、上肢を頭部の後方へもっていって耳や頬のあたりに触れる。可動域が正常であれば、反対側から口の半分ほどを覆うことができる（Travell and Simons, 1983）。
PIR：患者は伸張位から、7-10秒息を吸いながら外側へ押す。呼気中に、治療者は軽く内側へ、伸張位のほうへ伸張する。

よくある関連障害
両側の機能的弱化は、膵臓の機能障害があるときにかなり頻繁に見られ、胸椎のフィクセーションの場合でも生じることがある。
圧迫障害：斜角筋症候群。

運動神経支配：胸背神経、C6、7、8
内臓-体壁分節（TSライン）：Th6
肋骨ポンプゾーン：肋間腔、肋横突関節3、6、8
内臓：膵臓
経絡：脾経（膵臓）
栄養素：Vit. A、B$_3$、Zn、Se、Cr、Mg、PUFA、膵臓酵素

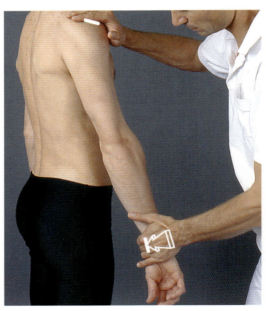

図2.337　立位での広背筋のテスト

広背筋　M. latissimus dorsi　**139**

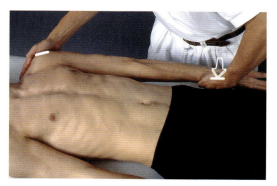

図2.338　仰臥位での広背筋のテスト

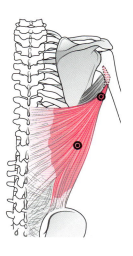

図2.341　広背筋、解剖図

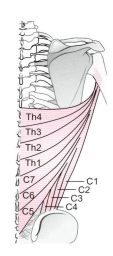

図2.342　広背筋、脊椎性反射ゾーン

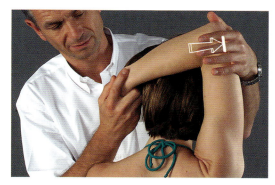

図2.339　広背筋の伸張と等尺性収縮後リラクゼーション (PIR)

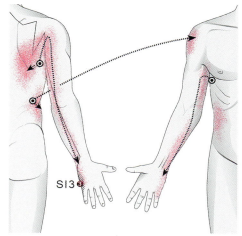

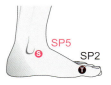

図2.340　広背筋, 瀉穴(S)、補穴(T)

図2.343　広背筋、トリガーポイント、関連痛、効果的な遠位穴

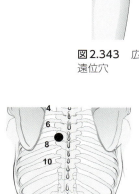

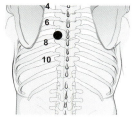

図2.344　広背筋、神経リンパ反射点(NL) 前面

図2.345　広背筋、神経リンパ反射点(NL) 後面

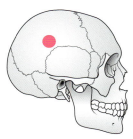

図2.346　広背筋、神経血管反射点 (NV)

肩甲挙筋 M. levator scapulae

解剖学

起始：環椎と軸椎の横突起、C3・4の横突起の後結節

走行：各起始部の線維は下方へ収束し、ロープ状により合わさる。僧帽筋下の第2筋層にあり、外側頚三角の胸鎖乳突筋と僧帽筋の間でアプローチできる。ここではすぐそばに副神経も走行している

停止：肩甲骨の内側縁、肩甲棘から上角の間

作用

肩甲骨の挙上、肩甲骨の外旋補助（下角が内側へ動き、関節窩が下がる）。固定点が停止部のときは、頚椎を同側へ回旋、側屈する。両側の収縮で頚椎を伸展する。

弱化の徴候：立位で上角が下がっており、下角と脊椎の間隔が開いている。外転した上肢を下げるときに、肩甲骨が急に移動する（菱形筋と肩甲挙筋の作用が調和していないことによる「急転回」）。

テスト

肢位：患者は一側の肩を後上方へ引いて肩甲骨を脊椎に寄せ、上角を頭側へ動かす。このとき頚椎は、軽く同側へ回旋・側屈しておく。

接触：上方から肩に。他方の手は、90°曲げた肘に内側から接触する。

患者：肩を後上方へ引く。

検査者：肩を下方へ向かわせながら、同じくらいの力で肘に上腕骨外転・屈曲方向の圧をかける。力のベクトルは、肩甲骨が回旋して上角が下外側へ動く方向にする。

テスト時の注意点：テスト時の肩の下制が十分でない。三角筋後部、僧帽筋中部、大円筋、小円筋が弱化して、肩の安定が不十分な場合、肩甲挙筋の弱化と錯覚される。

菱形筋は強力な共同筋であるため、肩甲挙筋よりも先にテストする必要がある。菱形筋が弱化しているときは肩甲挙筋のテストは有効ではない。まず菱形筋を正常化すること。

運動神経支配：肩甲背神経、C3、C4、C5
肋骨ポンプゾーン：肋間腔、肋横突関節2、6、7、10
内臓：副甲状腺（上皮小体）
経絡：肺経
栄養素：Ca、Mg、Vit. D、その他のカルシウム代謝因子

肩甲挙筋 M. levator scapulae 141

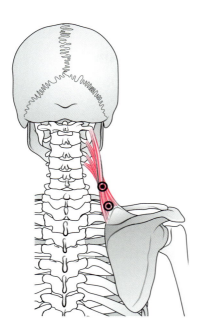

図2.347 肩甲挙筋、解剖図

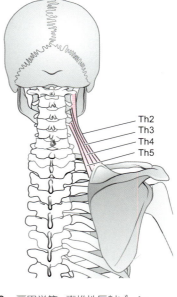

図2.349 肩甲挙筋、脊椎性反射ゾーン

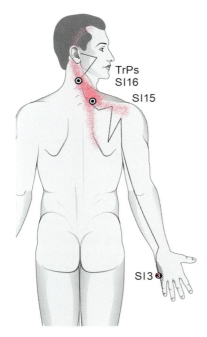

図2.348 肩甲挙筋、トリガーポイント、関連痛、効果的な遠位穴

筋筋膜症候群

伸張テスト：仰臥位。患者は上肢を尾側へ引いて、殿部の下に入れる。頭部を持ち上げ、反対側へ回旋・側屈して、肩をさらに安定させる（図2.355）。あるいは、伸展した上肢を最大に外転して、上角を尾側へ向かわせてもよい（Dvorák, 1991）。

PIR：座位。患者は背もたれのある椅子に座る。座席をつかんで肩を下方へ引く。頭部と項部を曲げ、反対側へ回旋・側屈する。

あるいは、仰臥位で上肢を最大に外転し、肩甲骨を回旋して上角を下げる（Dvorák und Dvorák, 1991）。上肢と肩甲骨を支える。治療者は頭部を抱え、反対側の屈曲・回旋方向へ運んで肩甲挙筋を緊張させる。

よくある関連障害

肩甲挙筋はトリガーポイントができていることが非常に多い筋肉で、「頚椎症候群」の大部分に関与している。心身性の要因（情動ストレス）があったり、重い物を運ぶ動作、運転時の強制姿勢などで過負荷を受けたりすると、トリガーポイントの形成につながる。肩下制の主動筋である広背筋が弱化していると、肩甲挙筋が短縮してトリガーポイントができることがある。

圧迫障害：中斜角筋で肩甲背神経が圧迫される（Garten, 2016）。

肩甲挙筋　M. levator scapulae　　**143**

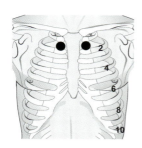

図 2.350　肩甲挙筋、神経リンパ反射点 (NL) 前面

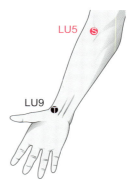

図 2.353　肩甲挙筋、瀉穴 (S)、補穴 (T)

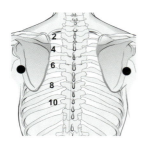

図 2.351　肩甲挙筋、神経リンパ反射点 (NL) 後面

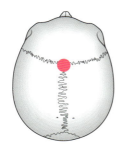

図 2.352　肩甲挙筋、神経血管反射点 (NV)

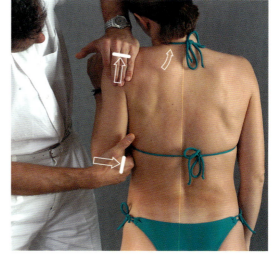

図 2.354　肩甲挙筋のテスト

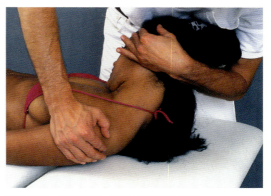

図 2.355　肩甲挙筋、伸張と等尺性収縮後リラクゼーション (PIR)

項部伸筋群

解剖学
起始：

頭板状筋：C3-Th3の棘突起

頚板状筋：Th3-6の棘突起

頭半棘筋：C7-Th8の横突起、C3-6の関節突起

頚半棘筋：Th2-5の横突起

走行：

板状筋：下内側から上外側へ

半棘筋：下外側から上内側へ

停止：

頭板状筋：乳様突起、上項線外側

頚板状筋：C1-4の横突起

頭半棘筋：後頭鱗、正中線のすぐ横

頚半棘筋：C2-5の棘突起。腱を含む筋が、それぞれ起始部から脊椎6-7個分上方に付着

作用
両側の活動で、頚椎と頭部を伸展する。一側の活動で、頭部と頚椎を同側へ回旋・側屈する。

弱化の徴候：両側が弱化していると、頭部前方位姿勢になる。一側の弱化では、後頭が弱化側でわずかに上がり、反対側へ回旋している。

テスト
肢位：腹臥位がもっともよい。上肢を身体の横に置いておく。まず頚椎を、それから頭部を伸展する。両側をテストするには、頭部を回旋の中間位に保つ（図2.360）。一側の場合、頭部をテスト側へ完全に回旋する（図2.361）。

安定：接触せずに片手を前額の下へもっていき、弱化がみられたときは頭部を受けとめる。

接触：手を面にしてやさしく後頭に。

患者：頭部を全力で上方へ押す。

検査者：それに対して、屈曲・伸展時に頭部が描く弧の接線方向で支える。

座位や立位でのテストでは、片手で患者の胸骨のあたりを安定させる。この場合、上記のテストベクトルにとくに注意する。

テスト時の注意点：テストベクトルが上記の接線方向でないと、頚椎（関節面圧迫として）または頭皮が誘発される。どちらの場合も、テストで人為的な弱化を引き起こし得る。腹臥位では動員の可能性があるので、患者が肘や前腕で身体を支えないようにする。

SRの所属：刺激ゾーンから脊椎8個分上方に起始がある筋が硬化する（「8ルール」）。
- Th8の筋：SRゾーンはL4
- Th7の筋：SRゾーンはL3など

項部伸筋群 **145**

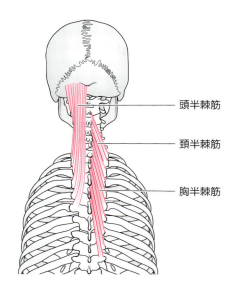

図 2.356 　項部伸筋群、解剖図

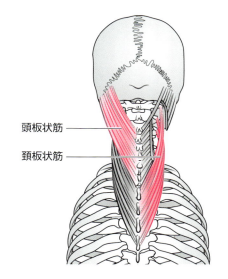

図 2.357 　頭板状筋と頚板状筋、解剖図

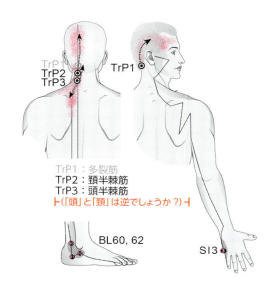

TrP1：多裂筋
TrP2：頚半棘筋
TrP3：頭半棘筋
⊢（「頭」と「頚」は逆でしょうか？）⊣

図 2.358 　項部伸筋群、効果的な遠位穴

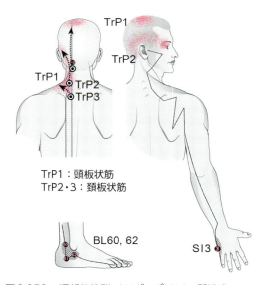

TrP1：頭板状筋
TrP2・3：頚板状筋

図 2.359 　項部伸筋群、トリガーポイント、関連痛、効果的な遠位穴

筋筋膜症候群

伸張テスト：単独のテストはできず、つねに背側の項筋（僧帽筋、肩甲挙筋、後頭下筋群）がともにテストされる。筋肉の一側を伸張するには、反対側への回旋・側屈を加える。

PIR：患者は背もたれに身体をつけて椅子に座り、頭部と頚椎を最大に屈曲する（頭部を傾かせ、頚椎を曲げる）。後頭に接触して、この伸張位を支持する。患者は息を吸いながら視線を上げ、伸展方向へごくわずかに押す。呼気中は視線を下げる。このとき、治療者は屈曲方向へ軽く伸張する。

よくある関連障害

腰椎のフィクセーション：グループテストで項部伸筋の機能的弱化が見られる（中間位で両側）。

仙腸関節のフィクセーション：同側に一側の弱化が見られる。

仙骨のフィクセーション：一側のテストで両側に弱化が見られる。

項部伸筋の一部に機能障害があるときは、頚椎の椎間円板に問題がある。

鞭打損傷のときはつねに項部伸筋が関係し、硬直やトリガーポイントが生じる。

圧迫原因：C4またはC5のあたりにトリガーポイントがあると、小後頭神経（C2）が圧迫されることがある。トリガーポイントは、神経が頭半棘筋を通る箇所よりも何センチか下方にある。

運動神経支配：
- 頭板状筋：C4-6
- 頚板状筋：C5-8
- 頭半棘筋：C1-6
- 頚半棘筋：C6-8

肋骨ポンプゾーン：肋間腔、肋横突関節3、4、8
内臓：副鼻腔、頭部リンパ組織
経絡：胃経
栄養素：Vit. B_6、B_3、ヨウ素

項部伸筋群　　**147**

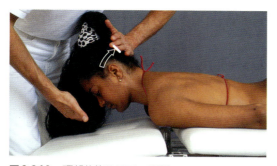

図2.360　項部伸筋のテスト、両側

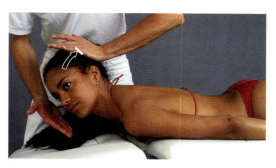

図2.361　左の項部伸筋のテスト

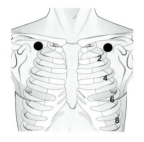

図2.362　項部伸筋、神経リンパ反射点（NL）前面

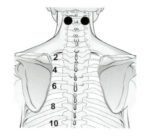

図2.363　項部伸筋、神経リンパ反射点（NL）後面

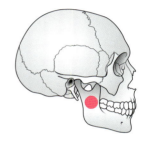

図2.364　項部伸筋、神経血管反射点（NV）

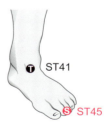

図2.365　項部伸筋、瀉穴（S）、補穴（T）

項部伸筋群、後頭下筋群

大後頭直筋
M. rectus capitis posterior major

解剖学
起始：軸椎の棘突起
走行 ： 上方へ広がる。腹側の神経は内側へ向かう
停止：下項線の外側1/2

作用
一側の活動：頭部の側屈、同側への回旋。
両側の活動：頭部の伸展。

小後頭直筋
M. rectus capitis posterior minor

解剖学
起始：環椎の後結節
走行：僧帽筋と頭半棘筋の深層
停止 ： 下項線の内側1/3。硬膜はこの筋と癒着している(Hack, Koritzer et al., 1995)

作用
一側の活動：頭部の側屈。
両側の活動 ： 頭部の伸展。この筋は、伸展時に硬膜を緊張させるとされている。

上頭斜筋 M. obliquus capitis superior

解剖学
起始：C1の横突起
走行：前下方から後上方へ平たく
停止：下項線の外側1/3の上方

作用
一側の活動：頭部の側屈、反対側への回旋。
両側の活動：頭部の伸展。

下頭斜筋 M. obliquus capitis inferior

解剖学
起始：軸椎の棘突起
走行：内下方から外上方・腹側へ
停止：環椎の横突起

作用
同側への頭部の回旋。

運動神経支配：
脊髄神経C1・C2の後枝
肋骨ポンプゾーン：肋間腔、肋横突関節3、4、8
内臓：副鼻腔、頭部リンパ組織
栄養素：Vit. B_6、B_3、ヨウ素
SRの所属：
● 大後頭直筋：仙腸関節
● 小後頭直筋：L5
● 上頭斜筋：仙腸関節
● 下頭斜筋：仙腸関節

項部伸筋群、後頭下筋群：下頭斜筋　M. obliquus capitis inferior　　**149**

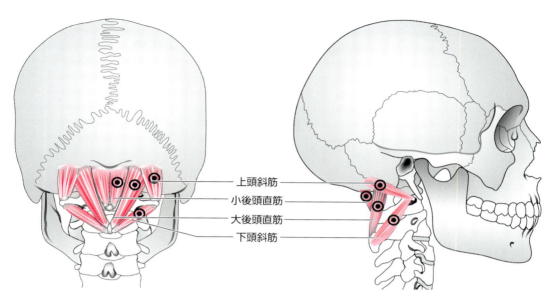

図2.366　後頭下筋群、解剖図

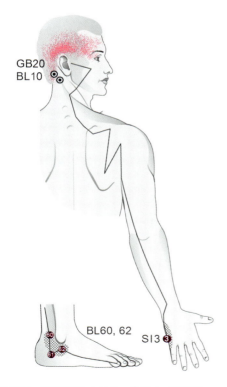

図2.367　項部伸筋、トリガーポイント、関連痛、効果的な遠位穴

項部屈筋群(深層)

解剖学

起始：

前斜角筋：C3-6の横突起の前結節

中斜角筋：C2-7の横突起の後結節

後斜角筋：C4-6の横突起の後結節

頭長筋：C3-6の横突起の前結節

頚長筋：C5-Th3の椎体

前頭直筋：環椎の横突起

走行： 項部屈筋群の中層、胸鎖乳突筋と僧帽筋上部の間。斜角筋間隙には腕神経叢が通り（前斜角筋と中斜角筋の間）、さらにその上に肩甲舌骨筋が走行している。頭長筋と頚長筋は、頚筋膜椎前葉の下にあり、脊椎と直に接触している

停止：

前斜角筋：第1肋骨の上面の斜角筋結節

中斜角筋：第1肋骨の上面

後斜角筋：第2肋骨の外側面

頭長筋：後頭骨底部の下面

頚長筋：C2-4の椎体

前頭直筋：後頭骨底部

作用

これらの筋肉は共同で頚椎を屈曲し、間接的に頭部を屈曲する（頭長筋と前頭直筋は直接的に）。一側の作用では、頚椎を反対側へ側屈、回旋する。前斜角筋と中斜角筋は第1肋骨を、後斜角筋は第2肋骨を引き上げる。斜角筋は呼吸補助筋の一部である。

弱化の徴候： 一側に弱化があるときは、頚椎と頭部が同側へ軽く回旋している。仰臥位で頭部を持ち上げるのが困難。

テスト

肢位： 仰臥位。頚椎を曲げてから、頭部を頚部へ向けて曲げる（うなずき運動）。

両側のテストでは、頭部を中間位に保つ。

一側のテストでは、頭部を反対側へ10°回す。

動員を避けるため、患者は上肢を90°外転し、前腕を頭部の横に置く。

安定： 立位や座位でも似たような方法で項部屈筋をテストできる。その際、検査者は手を平たくして後方から上部胸椎のあたりを安定させる。

接触： 手を平たくしてやさしく前額に垂直にあてる。他方の手は、筋が弱化したときに頭部を受けとめるため、後頭にそえておく。

患者： 頭部を全力で前方へ押す（矢状面で）。

検査者： それに対して、屈曲時に頭部が描く弧の接線方向で支える。

テスト時の注意点： 上記のテストベクトルが守られていないと、人為的な弱化を引き起こす恐れがある。

筋筋膜症候群

伸張テスト： 患者は背もたれに身体をつけて椅子に座る。検査者は肩を下方へ向けて支えながら、頭部を伸展してテスト側へ回旋し、反対側へ側屈する。患者が椅子をつかんで、肩を下方へ向かわせてもよい。

PIR： 伸張位で患者は、治療側の方向・上方へ視線を向け、息を吸って止める。その間、治療者は伸張位を支持する。呼気相で、弛緩に合わせてやさしく伸張する。患者は反対側・下方へ視線を向ける。

圧迫原因：「斜角筋症候群」。

項部屈筋群（深層） **151**

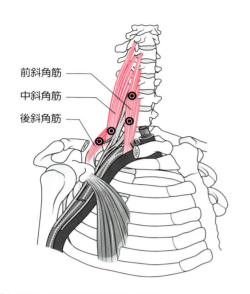

図2.368　項部屈筋群（深層）、解剖図

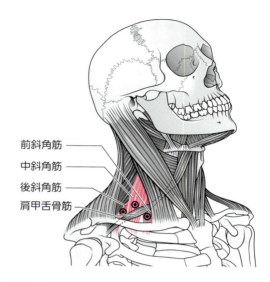

図2.369　項部屈筋群（深層）の局所解剖図

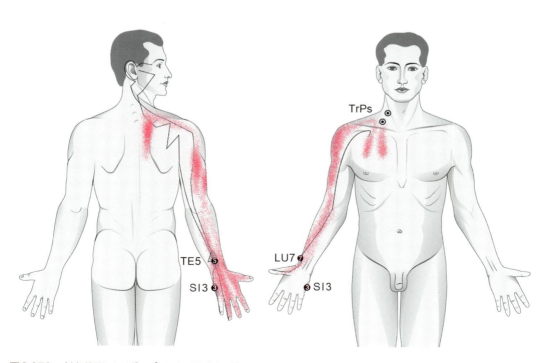

図2.370　斜角筋群、トリガーポイント、関連痛、効果的な遠位穴

よくある関連障害

ほぼすべての鞭打損傷で、項部屈筋が関係する（外傷性頚部症候群）。そこから生じたトリガーポイントや緊張によって胸郭出口の圧迫症候群になり、上肢の疼痛や感覚鈍麻が起こることがある。項部屈筋は、上肢の圧迫症候群に関係するもっとも近位の部位である。斜角筋症候群の診断には、いくつものテストが確立されている（Garten, 2016の第6.9.5章）。

- Adsonテスト
  （Winkel, Vleeming et al., 1985）
- 斜角筋痙攣テスト
  （Travell and Simons, 1983）
- Wrightテスト
  （Winkel, Vleeming et al., 1985）
- Edenテスト
  （Winkel, Vleeming et al., 1985）

アプライド・キネシオロジーのテクニックを用いた斜角筋症候群の診断

1. 仰臥位で上肢の筋肉をテストする。このテストでは筋肉が「強くなる」はずである。

2. 斜角筋テストのように、患者に頭部を持ち上げさせる（間隙が狭まる。テスト側への回旋では斜角筋が重なり、反対側への回旋ではやや伸張する）。斜角筋に圧迫があると、筋肉が抑制される。

小胸筋症候群との鑑別診断： 上記のテストで上肢の筋肉が「弱くなる」ときは、患者の肩を後方から支持する（小胸筋の収縮を避けるため、自動運動で持ち上げさせない）。これで小胸筋の圧迫箇所と肋鎖間隙が広がる。上肢の筋肉が強くならないときは、斜角筋間隙の圧迫症候群の可能性が高い。

運動神経支配：
- 前斜角筋：C5-8
- 中斜角筋：C3、4
- 後斜角筋：C3-8
- 頭長筋：C1-4
- 頚長筋：C2-8

肋骨ポンプゾーン：肋間腔、肋横突関節3、4、8
内臓：副鼻腔、頭部リンパ組織
経絡：胃経
栄養素：Vit. B_6、B_3、ヨウ素
SRの所属：斜角筋群、頭長筋、頚長筋：中部胸椎

項部屈筋群（深層） **153**

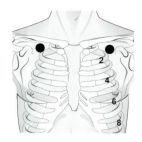

図 2.371　項部屈筋群（深層）、神経リンパ反射点（NL）前面

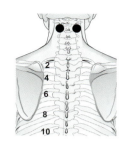

図 2.372　項部屈筋群（深層）、神経リンパ反射点（NL）後面

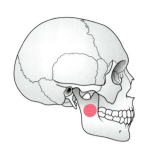

図 2.373　項部屈筋群（深層）、神経血管反射点（NV）

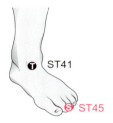

図 2.374　項部屈筋群（深層）、瀉穴（S）、補穴（T）

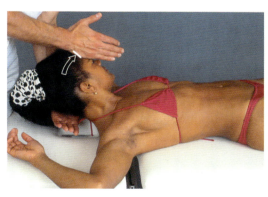

図 2.375　右の項部屈筋群（深層）のテスト

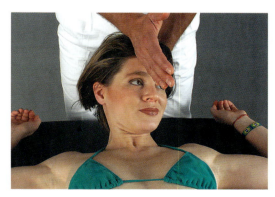

図 2.376　右の項部屈筋群（深層）のテスト

内閉鎖筋 M. obturatorius internus

解剖学
起始：閉鎖孔と閉鎖膜で、骨盤の内面
走行：小骨盤の前外側の筋性壁を作る。閉鎖筋膜に覆われており、この筋膜をさらに肛門挙筋腱弓が強化し、肛門挙筋が起始する
停止：転子窩

作用
股関節の外旋。股関節屈曲時の外転。
TravellとSimons（1992）によると、内閉鎖筋と梨状筋は、股関節の伸展位で主に外旋、屈曲位で主に外転を行う。Frick（1992b）によれば、内閉鎖筋は股関節の伸展位で内転補助の働きをする。

テスト
肢位：仰臥位。患者は股関節を110°ほど屈曲して、大腿を外旋（足が内側を向く）し、梨状筋をテストから除外しておく。ただし、他の短い股関節外旋筋はおそらくともにテストされる。
接触：片手で外側から膝に、他方の手で内側から下腿の遠位に。

患者：足を内側へ向けて押す。
検査者：それに対して支える。
テスト時の注意点：外閉鎖筋と大腿方形筋に内転と外旋の作用があるので、上記の二重動作（外転と外旋）を行うことが重要になる。
梨状筋と区別するために、必ず110°屈曲する。双子筋は閉鎖筋のテストから分離できない。

筋筋膜症候群
伸張テスト：大腿を内側へ最大屈曲して内転させ、内旋する。
PIR：患者は息を吸いながら、伸張位から外転・外旋方形へ軽く押す。呼気中に、内旋・内転方向へ軽く伸張する。
圧迫原因：内転筋群や外閉鎖筋は、閉鎖神経に支配されている。内閉鎖筋が緊張していると、この閉鎖神経が閉鎖管を通るときに圧迫されることがある。

運動神経支配：仙骨神経叢、L4、5、S1（S2）
内臓-体壁分節（TSライン）：L5
内臓：生殖腺
経絡：心包経（循環・性）
栄養素：Vit. A、B_3、C、E、PUFA、Zn、Se、Mg
SRの所属：Th12

内閉鎖筋　M. obturatorius internus **155**

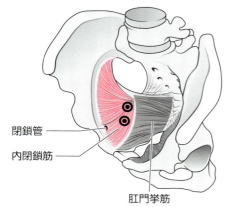

図 2.377　内閉鎖筋、解剖図

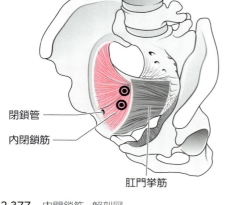

図 2.380　内閉鎖筋、解剖図

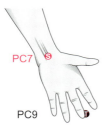

図 2.378　内閉鎖筋、瀉穴（S）、補穴（T）

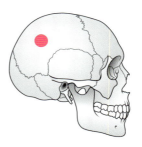

図 2.381　内閉鎖筋、神経血管反射点（NV）

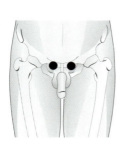

図 2.379　内閉鎖筋、神経リンパ反射点（NL）前面

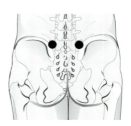

図 2.382　内閉鎖筋、神経リンパ反射点（NL）後面

よくある関連障害

小骨盤の内臓に障害があると、股関節痛が起こる。

内閉鎖筋は小骨盤の内臓と密接に関係している。他の股関節外旋筋（双子筋、外閉鎖筋、大腿方形筋）と比べてとくに重要であるため、本書で取り上げる。女性の場合、産後に骨盤底が緊張していたり骨盤内臓が固着して緊張していたりすると、内閉鎖筋の構造を介して、股関節痛、過負荷による内転筋群の抑制が起こることがある。

反対に、内閉鎖筋の損傷や離断（大腿骨頚部の骨折、人工股関節留置）によって閉鎖膜のバランスが変化して、小骨盤の筋膜構造がアンバランスになり、膀胱、子宮、前立腺といった内臓の機能に影響を与えることもある。

股関節外旋筋の病変は、相互に関連する。まず一部の筋肉が、起始部／停止部や脊椎の病変によって抑制される。すると、共同筋にストレイン・カウンターストレイン病変が生じる。その結果、他の拮抗筋と同じように、反対側の筋肉にも筋筋膜の病変や短縮が起こり得る。

圧迫障害： 内閉鎖筋の神経は梨状筋下孔を通るため、梨状筋症候群があると圧迫されることがある。

内閉鎖筋　M. obturatorius internus　　**157**

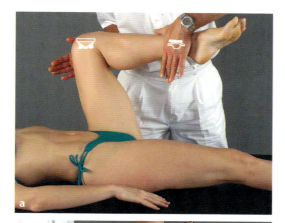

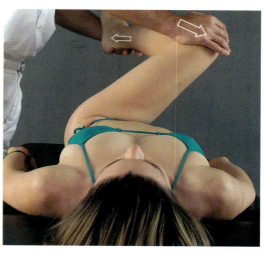

図2.384　閉鎖筋を主とした伸張と等尺性収縮後リラクゼーション（PIR）

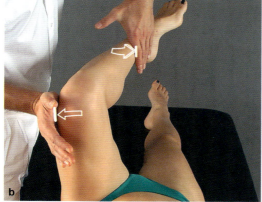

図2.383　内閉鎖筋のテスト、梨状筋を除く股関節外旋筋とともに（梨状筋は110°屈曲すると内旋筋になる）

小指対立筋 M. opponens digiti minimi

解剖学
起始：有鉤骨鉤、屈筋支帯
走行：橈側・近位から尺側・遠位へ
停止：第5中手骨の尺側面すべて

作用
第5中手骨の対立（屈曲、内転、内旋）。この作用によって屈筋群が小指と母指を対立させ、手を丸めることができる。
弱化の徴候：手を丸められない。小指球が萎縮している。

テスト
肢位：小指と母指を対立させる。
安定：第1-3中手骨あたりの手。
接触：第5中手骨頭。
患者：小指を対立方向へ押す。
検査者：それに対して支える。
テスト時の注意点：テスト圧を小指の基節骨や関節にかけてはいけない。

筋筋膜症候群
伸張テスト：第5中手骨を外転・伸展する（小指屈筋とともに）。
PIR：患者は伸張位から掌側内転・対立の方向へやさしく押す。その間、治療者は安定させる。弛緩期に、伸張テストと同じ方向へ軽く伸張する。

よくある関連障害
手関節のあたりに尺骨神経の圧迫症候群。小指対立筋は、椎間円板C7/Th1（神経根C8）の病変を調べる分節判別筋としても用いることができる。
圧迫障害：豆状骨・有鉤骨のあたりに尺骨神経管症候群。このとき、小指屈筋、虫様筋、母指内転筋も機能的に弱化する。
肘のあたりに圧迫がある場合も（肘部管症候群）、小指対立筋は機能的に弱化する。このときは、尺側手根屈筋、深指屈筋も弱化している。

運動神経支配：尺骨神経、C8、Th1
肋骨ポンプゾーン：肋間腔、肋横突関節10
経絡：胃経
栄養素：好気／嫌気的代謝の補因子（パントテン酸、鉄）、PUFA、ホスファターゼ

小指対立筋　M. opponens digiti minimi   **159**

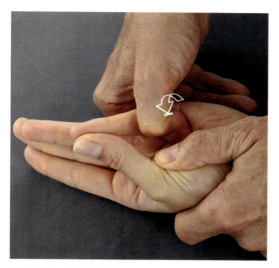

図 2.385　小指対立筋のテスト

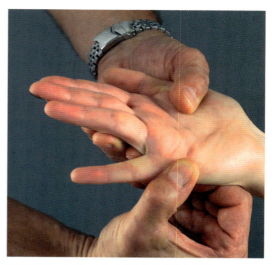

図 2.386　小指対立筋の伸張と等尺性収縮後リラクゼーション（PIR）

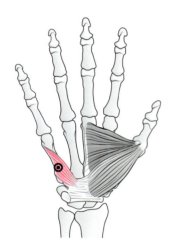

図 2.387　小指対立筋、解剖図

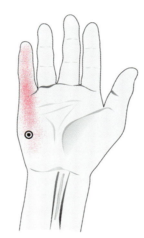

図 2.388　小指対立筋、トリガーポイントと関連痛

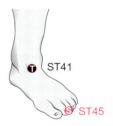

図 2.389　小指対立筋、瀉穴（S）、補穴（T）

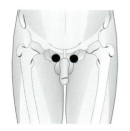

図 2.390　小指対立筋、神経リンパ反射点（NL）前面

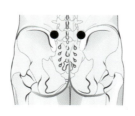

図 2.391　小指対立筋、神経リンパ反射点（NL）後面

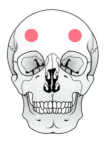

図 2.392　小指対立筋、神経血管反射点（NV）

母指対立筋　M. opponens pollicis

解剖学
起始：大菱形骨結節、屈筋支帯
走行：近位・内側から遠位・外側へ。母指外転筋の下を走行
停止：第1中手骨の橈側面すべて

作用
第1中手骨の対立（屈曲、掌側内転、軽い回旋）。
弱化の徴候：ペンをもつのが難しい。対立時に弱化が見られる。慢性の弱化では、母指球が萎縮している。

テスト
肢位：母指を伸ばしたまま小指と対立させる。
安定：丸めた手。
接触：第1中手骨頭。
患者：対立の動きをする。
検査者：第1中手骨を伸展・掌側外転・外旋の方向、手掌から遠ざける方向へ押す。
テスト時の注意点：テスト圧を母指の基節骨にかけてはいけない。上記のテストベクトルを正確に守ること。関節を押して痛みを引き起こさない。

筋筋膜症候群
伸張テスト：母指を橈屈、伸展する。
PIR：患者は伸張位から掌側内転・対立の方向へ母指をやさしく押す。その間、治療者は安定させる。弛緩期に、伸張テストと同じ方向へ軽く伸張する。

よくある関連障害
手根管症候群では、機能的弱化や萎縮が見られる。そのため、尺骨神経に支配される母指内転筋と、正中神経に支配される母指対立筋をしっかり区別する必要がある。確認として、同じく正中神経に支配される短母指外転筋をテストするとよい。
圧迫障害：手根管症候群が見られることが多い。

運動神経支配：正中神経、C6、7
肋骨ポンプゾーン：肋間腔、肋横突関節10
経絡：胃経
栄養素：Vit. B₅、Fe、PUFA、ホスファターゼ

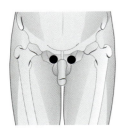
図2.393　母指対立筋、神経リンパ反射点(NL)前面

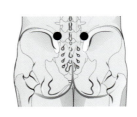
図2.394　母指対立筋、神経リンパ反射点(NL)後面

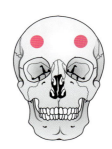
図2.395　母指対立筋、神経血管反射点(NV)

母指対立筋　M. opponens pollicis　　**161**

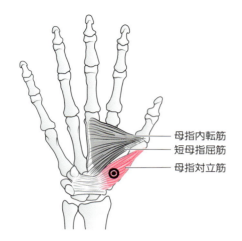

図2.396　母指対立筋、解剖図

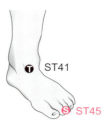

図2.398　母指対立筋、瀉穴(S)、補穴(T)

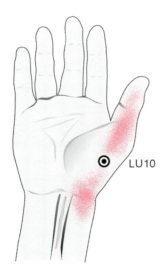

図2.397　母指対立筋、トリガーポイントと関連痛

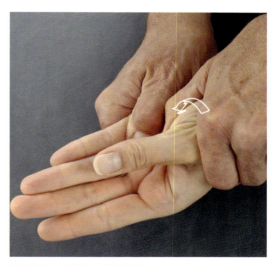

図2.399　母指対立筋のテスト

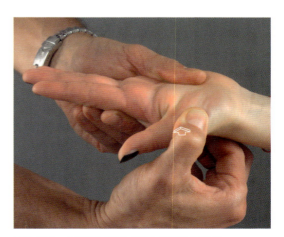

図2.400　母指対立筋の伸張と等尺性収縮後リラクゼーション(PIR)

長掌筋　M. palmaris longus

解剖学
起始：上腕骨内側上顆
走行：橈側手根屈筋と尺側手根屈筋の間で、浅指屈筋の上。腱は屈筋支帯を越えていく
20％の人にこの筋はない
停止：手掌腱膜

作用
手掌腱膜の緊張。手関節を掌屈し、手を杯のように丸めるのを助ける。

テスト
肢位：患者は手関節を屈曲して手を杯のように丸める。

接触：すべての指を掌側からつかむ。
患者：手関節を曲げながらすべての指を寄せる。
検査者：それに対して、手を広げて伸展するようにして支える。
テスト時の注意点：テストベクトルが正しくない。痛みを誘発する。

筋筋膜症候群
伸張テスト：手関節を伸展して、すべての指と中手骨を伸展・外転する。
PIR：患者は伸張位から屈曲・杯の形の方向へ手を軽く押す（吸気）。弛緩期に、軽く伸張する（呼気）。

よくある関連障害
Dupuytren拘縮は、因果関係は証明されていないが、長掌筋のトリガーポイントと関連している (Travell and Simons, 1983)。

長掌筋　M. palmaris longus

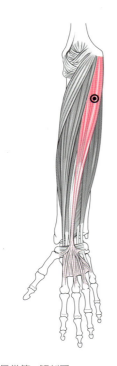

図2.401　長掌筋、解剖図

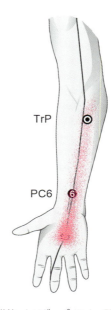

図2.403　長掌筋、トリガーポイント、関連痛、効果的な遠位穴

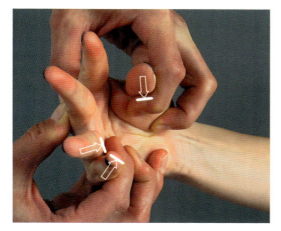

図2.402　長掌筋のテスト

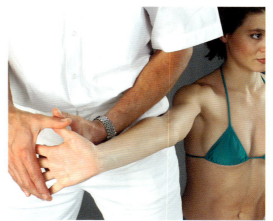

図2.404　長掌筋の伸張

大胸筋鎖骨部（PMC）
M. pectoralis major clavicularis

解剖学
起始：鎖骨の内側1/2
走行：外下方へ収束
停止：大結節稜（上腕骨二頭筋溝の外側縁）

作用
上腕骨の屈曲、内転、内旋。
弱化の徴候：肩甲骨が内転している。肩がいくらか後方にきている。

テスト
肢位：仰臥位、立位、座位。肘を完全に伸展したまま、上肢を90°屈曲して完全に内旋する。手掌は身体の逆側を向く（母指は尾側を指す）。
接触：前腕の遠位。

安定：仰臥位では反対側の肩を安定させる。立位や座位では、患者の体幹を自分の身体で安定させて回旋を防ぎ、反対側の肩を固定する。
患者：上肢を伸ばしたまま胸部の前へ引く。
検査者：それに対して、筋の走行方向、外側・約15°尾側へ向かうベクトルで支える。
両側のテストでは、反対側の肩を安定させる必要はない。患者は両上肢を伸ばして内旋し、お互いの方向へ押す。それに対して、検査者は上記のベクトル方向、外側・やや尾側へ向けて支える。自分の上肢を交差させるとやりやすい。

テスト時の注意点：患者が肘を曲げると、他の筋肉が動員されてテストが正確に行えない。患者は肩を上げないようにする。テストの接触は、手関節に触れるほど遠位ではいけない。

運動神経支配：内側・外側胸筋神経、C5、6、7
内臓-体壁分節（TSライン）：Th5
肋骨ポンプゾーン：肋間腔、肋横突関節8、9
内臓：胃
経絡：胃経
栄養素：主に一側の弱化ではVit. B$_1$（チアミン）。両側の弱化では亜鉛、塩酸ベタイン

大胸筋鎖骨部(PMC)　M. pectoralis major clavicularis　　**165**

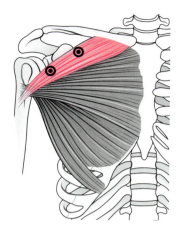

図 2.405　大胸筋鎖骨部、解剖図

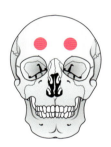

図 2.406　大胸筋鎖骨部(PMC)、神経血管反射点(NV)

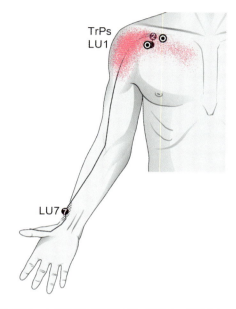

図 2.407　大胸筋鎖骨部(PMC)、関連痛、効果的な遠位穴

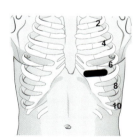

図 2.408　大胸筋鎖骨部(PMC)、神経リンパ反射点(NL)前面

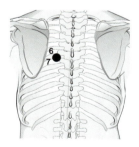

図 2.409　大胸筋鎖骨部(PMC)、神経リンパ反射点(NL)後面

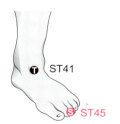

図 2.410　大胸筋鎖骨部、瀉穴(S)、補穴(T)

2 筋肉

筋筋膜症候群

伸張テスト：上肢を約80°外転、外旋、約60-70°伸展する。

PIR：患者は仰臥位で、息を吸いながら上記の伸張位から重力に反して上肢を持ち上げる。呼気中は、自重によって上肢を沈ませる。治療者は軽く伸張する。

よくある関連障害

肩に問題がある場合に、筋筋膜障害、トリガーポイント。両側の弱化は、たいていは低塩酸症といった胃障害を示す。Goodheart（出典はWalther, 2000）によると、低塩酸症は頭部の側屈障害（Temporal bulge）と関連していることが多い。

圧迫障害：斜角筋症候群、肋鎖症候群。

大胸筋鎖骨部（PMC） M. pectoralis major clavicularis

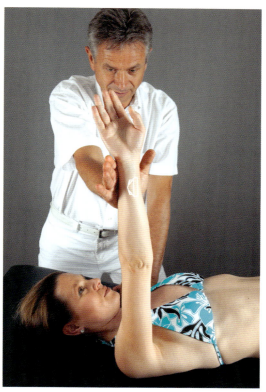

図2.411　大胸筋鎖骨部のテスト

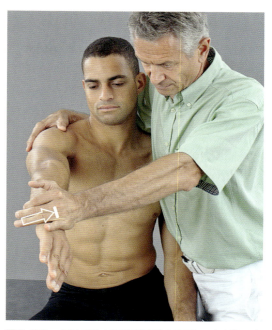

図2.413　座位での大胸筋鎖骨部のテスト。力の強い患者では反対側から体幹を安定させ、上肢を伸ばして動きを支える

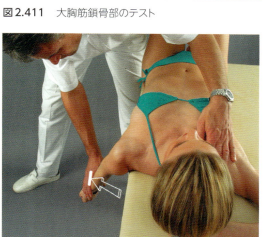

図2.412　大胸筋鎖骨部、伸張と等尺性収縮後リラクゼーション（PIR）、仰臥位

2 筋肉

大胸筋胸骨部（PMS）と肋骨部
M. pectoralis major sternalis et costalis

解剖学

起始：胸骨縁、第2-7肋骨の軟骨、腹斜筋の腱膜。肋軟骨と腱膜に付着する線維は、一般に、大胸筋の肋骨部や腹部として区別される。本書ではこれらを大胸筋胸骨部の下位項目とする

走行：外上方へ収束。やや下方にあるこの線維は、停止部へ向かいながら大胸筋鎖骨部の下に入る

停止：上腕骨二頭筋溝の外側縁にある大結節稜

作用

上腕骨の軽い伸展（屈曲位から）。内転と内旋。肩の前突と下制。

弱化の徴候：肩甲骨が後退している。肩がかなり後方、軽く上方にきている。

テスト

肢位：仰臥位、立位、座位。肘を最大に伸展したまま、上肢を90°ほど屈曲して完全に内旋する（母指は尾側を指す）。とくに力の強い患者では、開始肢位として上肢を30°まで外転、120°屈曲してもよい。

接触：前腕の遠位。

安定：反対側の前腸骨棘（肋骨部に対して、図2.420）、反対側の肩（胸骨部に対して、図2.421）。立位のテストでは、テストを行わない側の手で胸部を安定させて回旋を防ぐ（図2.422）。

患者：上肢を伸ばしたまま、胸部のほうへ引くか（胸骨部）、反対側の肘の方向へ斜めに引く（肋骨部と腹部）。

検査者：それに対して、それぞれのテストベクトルの方向で正確に支える。

テスト時の注意点：患者が肘を曲げると、上腕二頭筋が動員される。

運動神経支配：C6、7、8、Th1
内臓-体壁分節（TSライン）：Th8
肋骨ポンプゾーン：肋間腔、肋横突関節6
内臓：肝臓
経絡：肝経
栄養素：Vit. A、抗脂肝因子（コリン、イノシトール、メチオニン、ビタミンB複合体、オオアザミ、ミシマサイコなど）

大胸筋胸骨部（PMS）と肋骨部　M. pectoralis major sternalis et costalis　　**169**

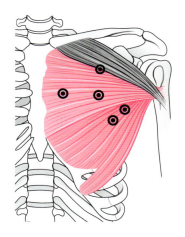

図 2.414　大胸筋胸骨部、解剖図

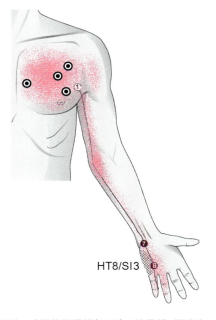

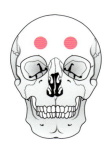

図 2.415　大胸筋胸骨部（PMS）と肋骨部、神経血管反射点（NV）

図 2.416　大胸筋胸骨部（PMS）と肋骨部、関連痛、効果的な遠位穴

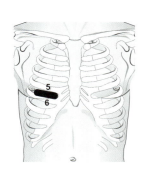

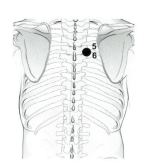

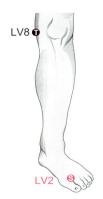

図 2.417　大胸筋胸骨部（PMS）と肋骨部、神経リンパ反射点（NL）前面

図 2.418　大胸筋胸骨部（PMS）と肋骨部、神経リンパ反射点（NL）後面

図 2.419　大胸筋胸骨部、瀉穴（S）、補穴（T）

筋筋膜症候群

伸張テスト： 上肢を外旋、外転、伸展する（背側へ運ぶ）。

PIR： 仰臥位で、上記の伸張位で行うのがもっともよい。外転の角度を変えることで、異なる線維部が強調して伸張される。

患者は息を吸いながら、重力に反して軽く上肢を持ち上げる。呼気中は、重力で上肢を沈ませる。治療者は得られた筋長に合わせてごくわずかに伸張できる。

圧迫原因： 胸部から大胸筋に入って、鎖骨下のリンパ節へ向かうリンパ管が停滞すると、胸部の浮腫や敏感性を引き起こすことがある。

胸が大きい場合には、肩が前突して胸筋が短縮しやすいので、とくにリンパ管が停滞して問題が生じ得る。

よくある関連障害

肩に問題がある場合に、筋筋膜障害、トリガーポイント。狭心症に似た痛み。

体性-内臓と内臓-体性の関係： 右の大胸筋で、第5・6肋骨の間にトリガーポイントがあると、上室性や心室性の期外収縮が起こることがある（Travell and Simons, 1983）。

圧迫障害： 斜角筋症候群や肋鎖症候群で圧迫が発生し得る。

大胸筋胸骨部（PMS）と肋骨部　M. pectoralis major sternalis et costalis　171

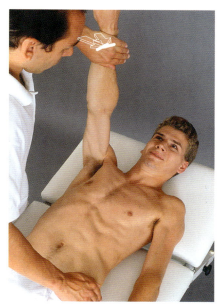

図2.420　大胸筋肋骨部のテスト。このとき、反対側の骨盤を安定させてもよい

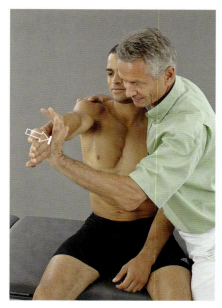

図2.422　座位での大胸筋胸骨部のテスト。患者の胸部を安定させることが重要。力の強い患者では、反対側からテストするとよい

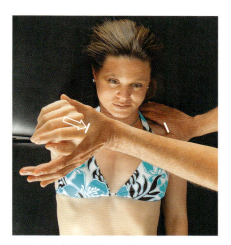

図2.421　大胸筋胸骨部のテスト

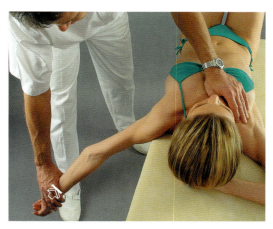

図2.423　大胸筋胸骨部の伸張と等尺性収縮後リラクゼーション（PIR）、収縮期

小胸筋 M. pectoralis minor

解剖学
起始：第3-5肋骨で、肋軟骨との連結部の近く
走行：大胸筋の下。上外側へ収束
停止：烏口突起

作用
肩甲骨を前方へ運ぶ。肩の前突筋として働く。
固定点が停止部のときは呼吸補助筋として働き、
第3-5肋骨を挙上する。
弱化の徴候：肩が後方へ回旋して軽く上がって見える。

テスト
肢位：仰臥位で肘を完全に伸ばしたまま、上肢を最大に外旋、内転する。前腕がへそのほぼ上に来る。肩は前方へ回して持ち上げる。手掌は前方を向く。
接触：背側から肘に。レバーアームが十分でなければ、前腕の遠位に接触する。他方の手は肩に置く。
患者：最大力で前腕をへその方向へ、肩を前方へ押す。
検査者：それに対して、前腕が前方へ向かう方向（弧を描くことに注意！）で支える。肩に置いた手は後方へ向けて押す。このテストは、Beardallの手法を実用的に応用したものである。
テスト時の注意点：Beardallによるテストでは、大胸筋胸骨部の共同作用が現れないように上腕骨が完全に外旋しているかに注意を払う必要がある。

Kendall（1983）によるテスト
患者は仰臥位になり、肩を前突して診察台から持ち上げる。
検査者は片手で肩の前面に接触する。
検査者が背側へ向けてかける抵抗に対して、患者は全力で肩を腹側へ押す。
このテストは、低反応が十分に判断できないため、実際の診療に適していない。

筋筋膜症候群
伸張テスト：立位では、Wrightによる過外転テストを用いる。仰臥位では、上肢を最大に外転、伸展し、肩甲骨を後方へ回旋する。そのため、肩には触らない。この肢位では上肢が外旋位しか保てないため、大胸筋もともに伸張される。
短縮の徴候：肩がつられて前方へ引かれている。
PIR：患者は息を吸いながら、伸張位から屈曲・内転方向へ軽く押す。つまり、上肢と肩を前方へもっていく。呼気中に、治療者は軽く伸張する。
圧迫原因：小胸筋症候群。頭上作業する人に見られる。前腕と手のあたりにパレステジアが生じ、斜角筋症候群のような静脈停滞の徴候はあまり見られない。

よくある関連障害
主として、筋の硬直と短縮。これは「横着」な姿勢でよく生じる（過後弯、円背、肩の前方回旋）。その結果、頭部領域とも腹腔ともつながるリンパの流れ（胸管）に筋筋膜性の障害が生じる。
圧迫障害：斜角筋症候群、肋鎖症候群。

運動神経支配：内側胸筋神経、C6、7、8、Th1
栄養素：Zn、Cu、抗酸化物質

小胸筋 M. pectoralis minor　**173**

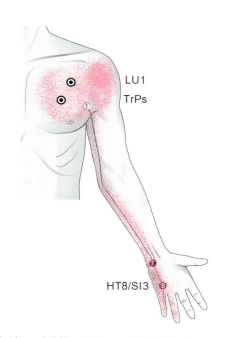

図 2.424　小胸筋、関連痛、効果的な遠位穴

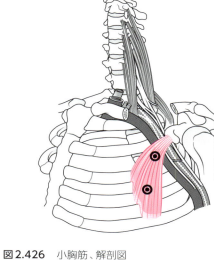

図 2.426　小胸筋、解剖図

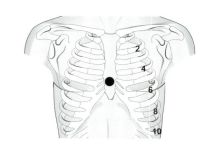

図 2.427　小胸筋、神経リンパ反射点 (NL)

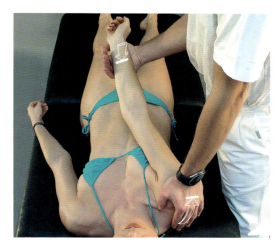

図 2.425　小胸筋のテスト

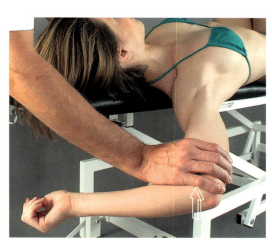

図 2.428　小胸筋、伸張と等尺性収縮後リラクゼーション (PIR)、吸気相と収縮期

短腓骨筋、長腓骨筋

Mm. peronei brevis et longus

解剖学

起始：

長腓骨筋：脛骨の外側顆、腓骨頭、腓骨の外側面の近位2/3、筋間中隔、下腿筋膜

短腓骨筋：腓骨の外側面の遠位2/3、近接の筋間中隔

走行：長腓骨筋は短腓骨筋の上の浅層にあり、短腓骨筋は腓骨の上にある。両筋は筋間中隔によって、前方では長趾伸筋、前脛骨筋と、後方ではヒラメ筋、腓腹筋と隔てられている

停止：

長腓骨筋：第1中足骨底と内側楔状骨の外側面

短腓骨筋：第5中足骨粗面

作用

足の回内と底屈。歩行中に外側のバランスをとり、足を安定させる際にともに働く。移動運動に主動的に関わるというよりは、移動運動をコントロールする（Travell and Simons, 1992）。

弱化の徴候：歩行時に足が内反している。

テスト

肢位：患者は仰臥位になり、検査者は診察台の下端に立つ。

右の長腓骨筋と短腓骨筋をテストするには、左手で患者の前足部を外側からつかみ、底屈、回内、外反させる（図2.435）。

あるいは、テスト対象の反対側に立ってテストしてもよい（図2.436）。左の長腓骨筋と短腓骨筋をテストするには、右手で患者の前足部を外側・底側からつかみ、最大に底屈、回内、外反させる。他方の手は、どちらのテストの場合も踵骨の内側にあてる。

接触：外側から患者の前足部。

安定：内側から踵骨。

患者：足を全力で外下方へ押す。

検査者：それに対して、外反から内反の方向、底屈から背屈の方向で支える。

テスト時の注意点：上記のテストベクトルを正確に守ること。テスト時に接触箇所で疼痛を誘発させてはいけない。

運動神経支配：浅腓骨神経、L4、5、S1

肋骨ポンプゾーン：肋間腔、肋横突関節3、4、8、9

内臓：膀胱

経絡：膀胱経

栄養素：Vit. A、B₁強化のビタミンB複合体、カリウム

SRの所属：L5

短腓骨筋、長腓骨筋　Mm. peronei brevis et longus　　**175**

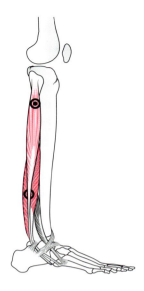

図 2.429　短腓骨筋と長腓骨筋、解剖図

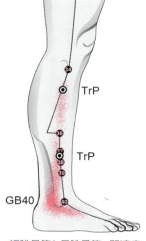

図 2.432　短腓骨筋と長腓骨筋、関連痛、局所穴と遠位穴

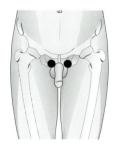

図 2.430　短腓骨筋と長腓骨筋、神経リンパ反射点 (NL) 前面

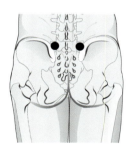

図 2.433　短腓骨筋と長腓骨筋、神経リンパ反射点 (NL) 後面

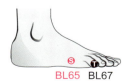

図 2.431　短腓骨筋と長腓骨筋、瀉穴 (S)、補穴 (T)

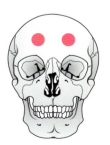

図 2.434　短腓骨筋と長腓骨筋、神経血管反射点 (NV)

筋筋膜症候群

伸張テスト：足を背屈、回外（内反）する。

PIR：患者は伸張位から底屈・外反方向へ7-10秒ほどやさしく押す。呼気中に、治療者は軽く伸張する。

圧迫原因：浅腓骨神経（長腓骨筋と短腓骨筋）と深腓骨神経（前脛骨筋、長趾伸筋、長母趾伸筋、第三腓骨筋、短趾伸筋）は、腓骨の周囲で弧を描くようにして、腓骨頭のすぐ遠位と、長腓骨筋起始部の下方を走行している。長腓骨筋が緊張・短縮していると、総腓骨神経や浅腓骨神経、深腓骨神経が刺激され、上記の筋肉が機能障害になったり、第1・2中足骨の間の足背にパレステジアが生じたりする。

よくある関連障害

足関節の不安定性。回外で負傷しやすい。筋の弱化は、靱帯結合の損傷、脛骨と腓骨の離開と関連していることがある。その際は、接近させることで長腓骨筋と短腓骨筋が強くなる。

圧迫障害：腸腰靱帯症候群、梨状筋症候群、腓骨管症候群。

神経根S1（椎間円板L5/S1）に病変があっても、長腓骨筋と短腓骨筋が弱化する（Patten, 1998; Walther, 2000）。

短腓骨筋、長腓骨筋　Mm. peronei brevis et longus　　**177**

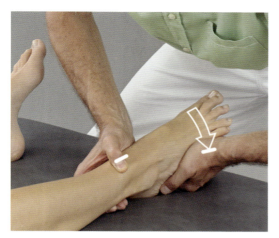

図2.435　短腓骨筋と長腓骨筋のテスト

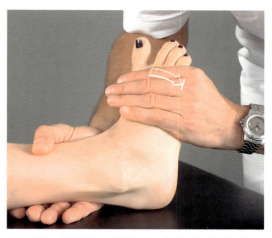

図2.437　短腓骨筋と長腓骨筋の伸張と等尺性収縮後リラクゼーション（PIR）、収縮期

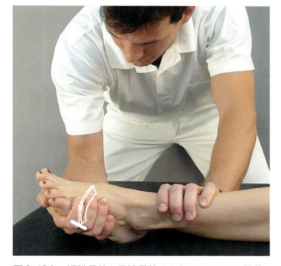

図2.436　短腓骨筋と長腓骨筋のもう1つのテスト肢位

第三腓骨筋　M. peroneus tertius

解剖学
起始：腓骨の前面の遠位1/3、骨間膜、近接の筋間中隔
走行：長趾伸筋の一部とされることがある。長趾伸筋と同じく前方のコンパートメントにあり、他の背側伸筋と同じく外果の前方を走行する
停止：第5中足骨底の背側面

作用
足の回内と背屈。歩行時、踵を上げた足を外側から安定させる。
弱化の徴候：歩行時に足が内反している。

テスト
肢位：検査者は診察台の下端に座るか立つ。
接触：右手で患者の前足部を背外側からつかみ、背屈、回内させる。
安定：踵を内側から固定する。
患者：背屈・外側の方向へ全力で足を押す。
検査者：それに対して、背屈・外反から底屈・内反の方向で支える。

テスト時の注意点：テスト肢位とテストベクトルを正確に守ること。検査者のどちらの手でも疼痛を誘発させてはいけない。

筋筋膜症候群
伸張テスト：足を内反、底屈させる。
PIR：患者は息を吸いながら、7秒ほど、伸張位から背屈・外反の方向へやさしく足を押す。呼気中に、治療者は内反・底屈の方向へ軽く伸張する。

よくある関連障害
足関節の外側不安定性。立方骨外側の病変と、第三腓骨筋の弱化は関連していることがある。テスト中に立方骨の内側に静的チャレンジを施すと、この関連が判断できる。
圧迫障害：L5またはS1の神経根症候群、腸腰靱帯症候群、梨状筋症候群、腓骨管症候群。

> **運動神経支配**：深腓骨神経、L5、S1
> **肋骨ポンプゾーン**：肋間腔、肋横突関節3、4、8、9
> **内臓**：膀胱
> **経絡**：膀胱経
> **栄養素**：Vit. A、B_1 強化のビタミンB複合体、カリウム
> **SRの所属**：L1、3

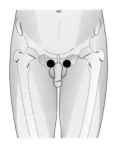
図2.438 第三腓骨筋、神経リンパ反射点(NL) 前面

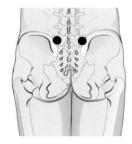
図2.439 第三腓骨筋、神経リンパ反射点(NL) 後面

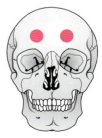
図2.440 第三腓骨筋、神経血管反射点(NV)

第三腓骨筋　M. peroneus tertius　**179**

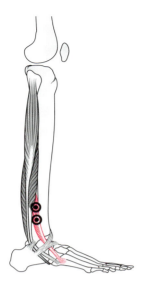

図2.441　第三腓骨筋、解剖図

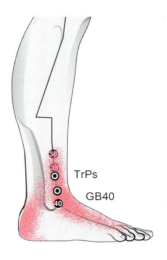

図2.444　第三腓骨筋、関連痛、局所穴と遠位穴

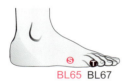

図2.442　第三腓骨筋、瀉穴(S)、補穴(T)

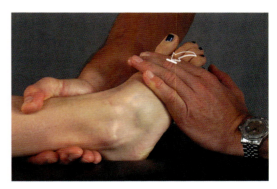

図2.445　第三腓骨筋の伸張と等尺性収縮後リラクゼーション(PIR)、収縮期

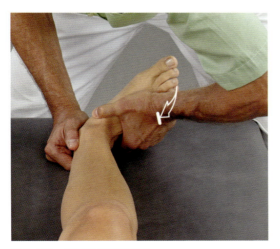

図2.443　第三腓骨筋のテスト

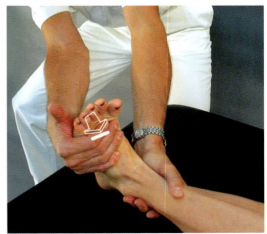

図2.446　第三腓骨筋のもう1つのテスト肢位

梨状筋 M. piriformis

解剖学
起始：仙骨の前面（第1-4仙骨分節）、仙腸関節包、仙棘靱帯
走行：外側へ向かって大坐骨孔を通る
停止：大転子の内上面

作用
TravellとSimons（1992）によると、梨状筋は股関節の中間位で主に外旋を行う。Frick、Leonhardtら（1992b）では、立位で外転補助の作用もあるとされる。90°屈曲位では、主に外転筋として働く（Travell and Simons, 1992）。110°以上の屈曲位では、内旋筋になる（Travell and Simons, 1992）。
仙腸関節を安定させ、歩行時の大腿骨の内旋を防ぎ、大腿骨頭を寛骨臼内で安定させる。伸展を助ける。
弱化の徴候：大腿骨が内旋している（とくに歩行の遊脚相で）。

仰臥位でのテスト
これは、中等度の屈曲位で、外転とわずかな外旋を組み合わせたテストである。もっとも的を絞ったテストといえる。
肢位：大腿骨を最大90°屈曲、45-60°ほど外転して、膝を90°曲げる。患者は身体を診察台で固定してもよい。
接触：片手で外側から膝に（これが実際の検査手になる）、他方の手は内側から下腿の遠位に。
患者：膝を外側・外転方向へ押す。
検査者：それに対して、外転時に描く弧にベクトルをそわせて支える。これは、股関節が屈曲している時の梨状筋の主要作用である。下腿はただ安定させて支えるだけにする。外旋に対しては何もしない。下腿に力をかけると、外旋の要素が不必要に強くなる。
テスト時の注意点：テストの開始時に、大腿骨が十分に外転していない。外旋の要素が強すぎると、内閉鎖筋と外閉鎖筋が動員される。梨状筋は110°以上の屈曲位で内旋筋になるため、大腿骨を90°より曲げてはいけない。患者に骨盤を回旋させない。

座位でのテスト
開始肢位は仰臥位のときと同じ。大腿骨が最大90°屈曲し、45°ほど外転するように注意する。このテストでも、外転に重きを置く。さらに注意して患者を安定させる。

腹臥位でのテスト
このテストでは、梨状筋と他の股関節外旋筋群の外旋作用をテストする。両者は分離できない。梨状筋は、大腿骨が中間位のときは主に外旋を行い、外転作用はごくわずかである。
肢位：膝を90°曲げて、大腿骨をやや外転、最大に外旋する。足は内側へ向かう。
接触：片手で内側から下腿の遠位に。
安定：外側から膝を固定する。
患者：下腿を全力で内側・検査者の手のほうへ押す。
検査者：それに対して、下腿の遠位を内旋方向で支え、外側から膝を安定させる。

運動神経支配：仙骨神経叢、L5、S1、2
内臓-体壁分節（TSライン）：L5
内臓：生殖腺
経絡：心包経（循環・性）
栄養素：Vit. A、B_3、C、E、PUFA、Zn、Se、Mg
SRの所属：L5

梨状筋　M. piriformis　　**181**

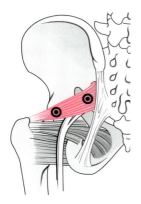

図 2.447　梨状筋、解剖図

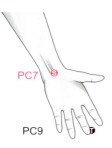

図 2.448　梨状筋、瀉穴（S）、補穴（T）

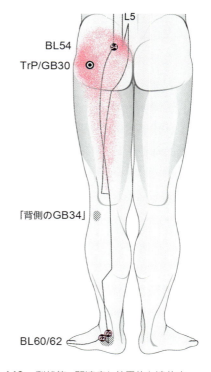

図 2.449　梨状筋、関連痛と効果的な遠位穴

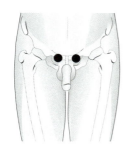

図 2.450　梨状筋、神経リンパ反射点（NL）前面

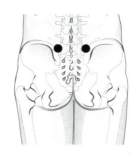

図 2.451　梨状筋、神経リンパ反射点（NL）後面

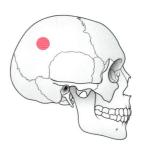

図 2.452　梨状筋、神経血管反射点（NV）

筋筋膜症候群

伸張テスト：腹臥位で膝を90°曲げて、大腿骨を内旋する（下腿は外側へ向かう）。

このテストは仰臥位でも行うことができる（図2.456）。大腿骨を90°まで屈曲して内転しながら、大腿の軸を後方へ押すようにして骨盤が上がるのを防ぐ。さらに下腿を外側へ運んで内旋させ、梨状筋をより伸張する。

PIR：患者は仰臥位か腹臥位で息を吸いながら、伸張位から作用方向へ梨状筋を収縮させる。呼気中に、伸張位の方向へ軽く伸張する。

圧迫原因：梨状筋が緊張していると、大坐骨孔のあたりで圧迫が起こることがある。これには、上殿神経、下殿神経、坐骨神経、陰部神経がある。その結果、大殿筋、中殿筋、小殿筋、大腿筋膜張筋の機能障害や、会陰、陰部の疼痛が生じ得る。

さらにハムストリングス、前脛骨筋、後脛骨筋、腓骨筋群、足筋にも問題が生じることがある。

こうして大殿筋が弱化すれば、梨状筋がさらに収縮していき（ストレイン・カウンターストレイン病変または筋筋膜病変）、悪循環に陥る。

よくある関連障害

仙骨後頭骨テクニック（SOT）によるカテゴリー1と2の骨盤病変があるときは、必ず梨状筋がアンバランスになる。梨状筋は骨盤を調べるのに適した一種の判別筋といえる。両側に機能的弱化があるときは、小骨盤の内臓の障害を示している。

圧迫障害：S1の神経根症候群（椎間円板L5/S1の外側突出／脱出）、腸腰靱帯症候群。神経根L5が腰仙管を通るときに刺激される。

梨状筋　M. piriformis　**183**

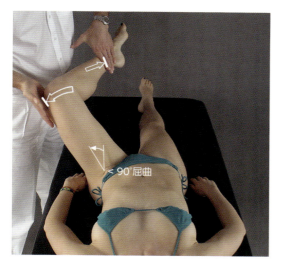

図2.453　仰臥位での梨状筋のテスト

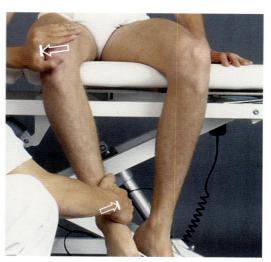

図2.455　座位での梨状筋のテスト

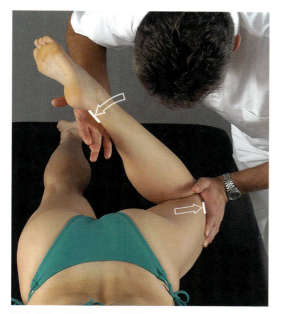

図2.454　腹臥位での梨状筋のテスト

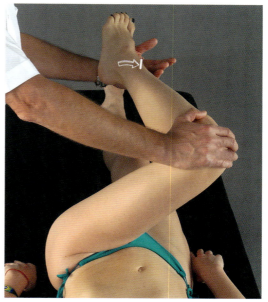

図2.456　伸張と等尺性収縮後リラクゼーション(PIR)、収縮期

膝窩筋　M. popliteus

解剖学

起始：大腿骨の外側顆、膝関節包の背側、外側半月、腓骨頭

走行：大腿骨外側顆の起始腱は外側側副靱帯の下を走行する。内下方へ向かって広がる

停止：脛骨の後面

作用

大腿骨が固定されているときは、脛骨を内旋する。立位、つまり下腿が固定されているときは、大腿を外旋する。膝の屈筋として働くが、この作用は主に、しっかりと立って膝が内旋し、いくらか過伸展した状態から動き出すときに使われる。膝の屈曲時、膝窩筋は外側半月を屈曲位に引く。歩行で踵が接地するときに膝窩筋が収縮することで膝が安定し、衝撃の負荷を和らげる。

弱化の徴候：膝が過伸展している。

テスト

肢位：座位、仰臥位、腹臥位のどれかで、膝を90°屈曲し、最大に内旋する。つまり、足は脛骨に対して90°で内反する。

接触：患者の前足部。

安定：手を面にして踵骨と外果の外側。

患者：前足部を内側・検査者の手の方向へ全力で押す。

検査者：それに対して、外旋方向で支える。テスト時に脛骨粗面が外側へ回れば、膝窩筋が弱化していると判断できる。

この脛骨粗面の動きが起こらず、テスト時に足が外反するときは、足関節の安定が十分でない。その際は、後脛骨筋をテストする必要がある。

テスト時の注意点：後脛骨筋が弱化していると、足関節の安定不足を鑑別しにくい。踵と外果のあたりで疼痛を誘発させない。また、人為的な弱化を引き起こす恐れがあるため、前足部を握りしめてはいけない。

運動神経支配：脛骨神経、L4、5、S1
内臓-体壁分節（TSライン）：Th4
肋骨ポンプゾーン：肋間腔、肋横突関節4
内臓：胆嚢
経絡：胆経
栄養素：Vit. A、必須脂肪酸
SRの所属：L4

膝窩筋 M. popliteus 185

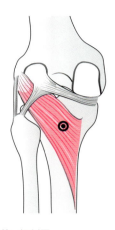

図2.457　膝窩筋、解剖図

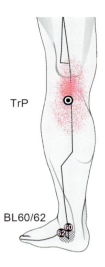

図2.458　膝窩筋、筋筋膜症候群、効果的な遠位穴

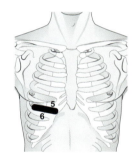

図2.459　膝窩筋、神経リンパ反射点(NL) 前面

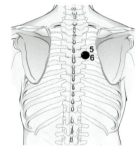

図2.460　膝窩筋、神経リンパ反射点(NL) 後面

図2.461　膝窩筋、神経血管反射点(NV)

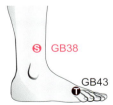

図2.462　膝窩筋、瀉穴(S)、補穴(T)

筋筋膜症候群

伸張テスト：仰臥位。膝を伸ばしたまま（踵は診察台からやや浮かしておく）、下腿を最大に外旋する。このとき、股関節も最大に外旋する。股関節の外旋角度を、膝が90°屈曲した場合の全体外旋と比較することができる。

PIR：患者は息を吸いながら、伸張位から内旋方向へ下腿を軽く押す。呼気中に、外旋方向へ伸張する。

よくある関連障害

慢性膝不安定性。膝手術後のリハビリ困難。

圧迫障害：L5の神経根症候群（椎間孔L5/S1、椎間円板L4/5）、腸腰靱帯症候群、梨状筋症候群。

膝窩筋 M. popliteus **187**

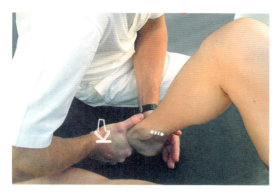

図2.463　仰臥位での膝窩筋のテスト

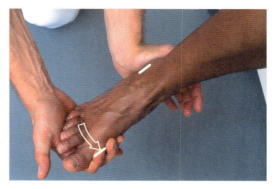

図2.465　座位での膝窩筋のテスト

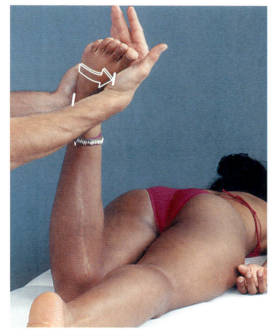

図2.464　腹臥位での膝窩筋のテスト

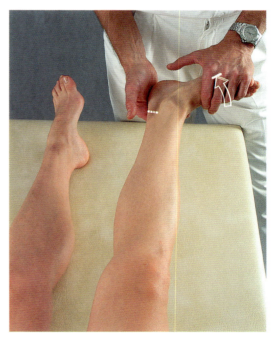

図2.466　膝窩筋、等尺性収縮後リラクゼーション（PIR）、収縮期

方形回内筋 M. pronator quadratus

解剖学
起始：尺骨の尺側・掌側面の遠位1/4
走行：前腕の掌側面でもっとも深層
停止：橈骨の橈側・掌側面の遠位1/4

作用
前腕の回内。
弱化の徴候：上肢を下垂したときに、かなり回外している。

テスト
肢位：肘を完全屈曲、回内しておく。
接触：前腕の遠位。
安定：もう一方の手で上腕骨の肘のあたりを安定させる。あるいは、両手で前腕の遠位をつかんでもよい。通例、両手のほうが安定している。
患者：上肢を全力で回内方向へ回す。
検査者：それに対して回外方向で支える。
テスト時の注意点：検査者の手で疼痛を誘発させる。部分的に相当な力が必要なので、前腕の遠位に両手の手掌をあてて指を組んで、強力ながらやや面のテスト圧をかけるとよい。

筋筋膜症候群
伸張テスト、PIR：円回内筋と一緒にしか行えない（円回内筋を参照）。
圧迫障害：円回内筋症候群。円回内筋の尺骨頭と上腕頭の間を通るときに正中神経が刺激される。このときに機能障害を示す筋肉には、ほかに、長母指屈筋、深指屈筋（第2・3指）、母指球筋（母指内転筋、短母指屈筋深頭を除く）がある。
C7の神経根症候群（椎間孔C6/C7）。近位の圧迫原因として、斜角筋症候群、肋鎖症候群、小胸筋症候群が関係していることがある。

よくある関連障害
方形回内筋に機能障害があって屈筋支帯が伸張していると、手根管症候群が起こり得る。治療には、起始停止テクニックを用いる（Garten, 2012の第10章を参照）。

運動神経支配：正中神経、C6、C7、C8、Th1
内臓：胃
経絡：胃経
栄養素：Ca、Mg、Fe、ホスファターゼ、Vit. B_5、PUFA

方形回内筋　M. pronator quadratus　　**189**

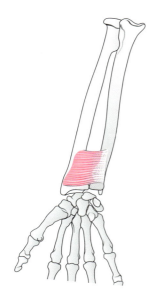

図 2.467　方形回内筋、解剖図

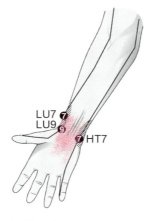

図 2.468　方形回内筋、トリガーポイントと関連痛

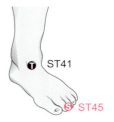

図 2.469　方形回内筋、瀉穴(S)、補穴(T)

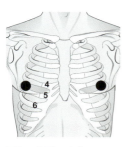

図 2.470　方形回内筋、神経リンパ反射点(NL) 前面

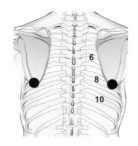

図 2.471　方形回内筋、神経リンパ反射点(NL) 後面

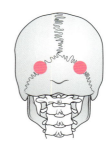

図 2.472　方形回内筋、神経血管反射点(NV)

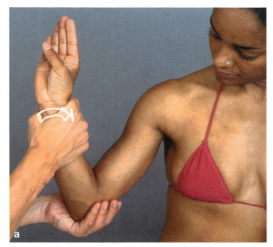
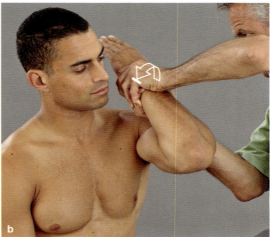

図 2.473　方形回内筋のテスト

円回内筋　M. pronator teres

解剖学
起始：
上腕頭：上腕骨内側上顆、筋間中隔、前腕筋膜
尺骨頭：尺骨の鉤状突起の内側面
走行：橈側手根屈筋の橈側で、同じ筋層にある
停止：橈骨の尺側面の中央

作用
前腕の回内。前腕屈曲時にともに働く。
弱化の徴候：上肢を下垂したときに、かなり回外している。

テスト
肢位：前腕を45°屈曲して完全に回内する。
接触：前腕の遠位。あるいは、両手で前腕の遠位をつかんでもよい。通例、両手のほうが安定している。
安定：もう一方の手で肘に。
患者：前腕を全力で回内方向へ回す。
検査者：それに対して回外方向で支える。
テスト時の注意点：前腕遠位での接触で、疼痛が生じることがある。場合によっては、前腕に両手の手掌をあてて指を組んだ形で、より力が入りながらも痛みのないようにするとよい。

筋筋膜症候群
伸張テスト：短縮や活動性トリガーポイントがあるときは、肘を回外、伸展すると、投射痛が生じる。
PIR：患者は息を吸いながら、伸張位から回内方向へ前腕を回す。その間、治療者は回外方向で安定させる。呼気中に、回外・伸展方向へ軽く伸張する。
圧迫原因：円回内筋症候群。正中神経が刺激され、円回内筋の遠位で神経支配される筋肉が機能障害になる：深指屈筋（第2・3指）、長母指屈筋、方形回内筋、母指球筋（母指内転筋、短母指屈筋深頭を除く）。円回内筋症候群があると、方形回内筋が抑制されて、手根管症候群が起こり得る。

よくある関連障害
圧迫障害：C7の神経根症候群（椎間孔C6/C7）、C6の神経根症候群（椎間孔C5/C6）。斜角筋症候群、肋鎖症候群、小胸筋症候群。こうした症候群では、正中神経に支配される他の筋肉も機能障害を示す（橈側手根屈筋、長掌筋、浅指屈筋、深指屈筋、長母指屈筋、方形回内筋、母指球筋（母指内転筋、短母指屈筋深頭を除く））。

運動神経支配	正中神経、C6、C7
内臓	胃
経絡	胃経
栄養素	Ca、Mg、Fe、ホスファターゼ、PUFA、Vit. B_5

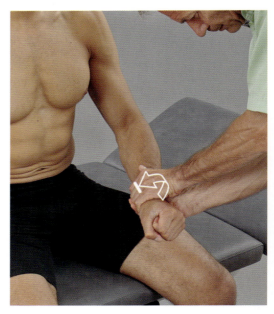

図2.474　円回内筋、テスト

円回内筋　M. pronator teres　　**191**

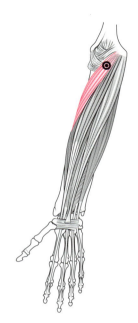

図 2.475　円回内筋、解剖図

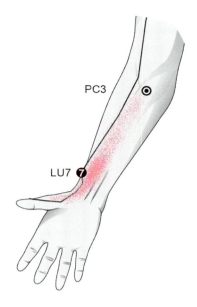

図 2.476　円回内筋、トリガーポイント、関連痛と効果的な遠位穴

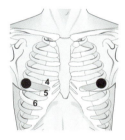

図 2.477　円回内筋、神経リンパ反射点(NL) 前面

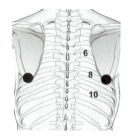

図 2.478　円回内筋、神経リンパ反射点(NL) 後面

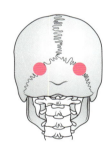

図 2.479　円回内筋、神経血管反射点(NV)

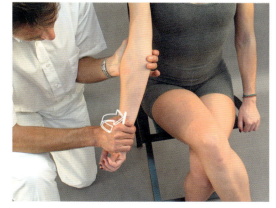

図 2.480　円回内筋の等尺性収縮後リラクゼーション(PIR)、収縮期

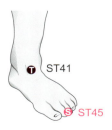

図 2.481　円回内筋、瀉穴(S)、補穴(T)

大小腰筋　M. psoas

解剖学

起始：Th12-L5の椎体と椎間円板。L1-L5の肋骨突起

走行：腎臓の背側のクッション、すべり面となり、右の筋は盲腸、左はS状結腸に面する。恥骨上枝の上方を走行

停止：小転子の後内側面

作用

大腿骨の屈曲と内転。股関節の中間位では軽い内旋を行う（Palastanga, Field et al., 1989; Schiebler, Schmidt et al., 1999）。股関節の屈曲・外転位では停止部が固定点になるため、軽い外旋作用がある（Walther, 2000; Kendall and Kendall, 1983; Travell and Simons, 1983など）（腸骨筋を参照）。大小腰筋と腸骨筋の腸腰筋は、屈曲30°以上から主に股関節の屈筋として働く（Travell and Simons, 1992）。立位では（固定点が停止部）、腰椎を屈曲、反対側へ回旋する。

弱化の徴候：歩幅が小さい。歩行時に下腿の蹴り出しが強い。腹斜筋の活動により、骨盤が弱化の反対側へ回旋している。

一側の弱化：腰椎側弯症。一側の腸骨が前方へ回旋している（下肢が長い）。

両側の弱化：腰椎の前弯が減っている。

仰臥位でのテスト

膝を伸ばしたまま、下肢を30°外転、約40°屈曲、完全に外旋する。検査者が事前に下肢をテスト肢位に運び、まずは上方から下腿の遠位を支持する（図2.490）。

安定：反対側の骨盤。

接触：テスト肢位を支持していた手で、前内側から接触する。

患者：検査者の手に反して前内側へ、屈曲・内転の方向へ押す。場合によっては、下肢を動かす過程を練習しておく必要がある。力のあまりない患者の場合、膝のあたりに接触してもよい（図2.488）。

座位でのテスト

股関節を90°屈曲、20°外転し、外旋する（足は内側を向く）。腰椎は患者が中間位に維持する（屈曲も過前弯もさせない）。患者は両手を診察台について身体を支えてよい。

安定：反対側の肩。

患者：テスト肢位から反対側の肩の方向、上方へ向けて膝を押す。

検査者：それに対して下外側へ圧をかけて支える。

その他：腰椎に機能性側弯症が見られるときは、大小腰筋の各線維部のテストが必要な場合がある。上部腰椎の側弯症では、上方の線維をテストするために下肢の外転を20°にする。下方の線維をテストするには（下部腰椎の側弯症）、下肢を30°よりも外転する。

テスト時の注意点：下肢の外旋が足りない。骨盤の安定が足りない（回旋している）。患者が膝を完全に伸展できていない。検査者が足のあたりに接触して、膝関節や足関節を誘発してはいけない。距骨の可動域制限（サブラクセーション）は、腰筋の弱化と関連している。そのため、手の接触で足の過回内が誘発されると（外反下垂足）、テスト中に大小腰筋の人為的な弱化が生じる恐れがある。

運動神経支配：腰神経叢、L1、2、3、4
内臓-体壁分節（TSライン）：Th11、12
肋骨ポンプゾーン：肋間腔、肋横突関節4、7、12
内臓：腎臓
経絡：腎経
栄養素：Vit. A、E、水
SRの所属：L1-L5

大小腰筋 M. psoas 193

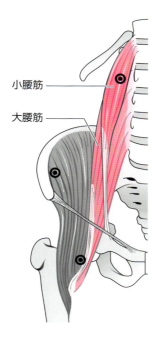

図 2.482　大小腰筋、解剖図

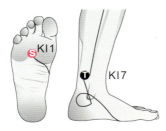

図 2.483　大小腰筋、瀉穴(S)、補穴(T)

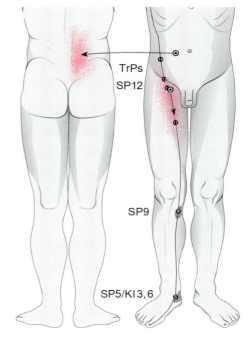

図 2.484　大小腰筋、関連痛と効果的な遠位穴

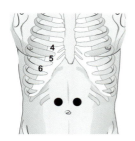

図 2.485　大小腰筋、神経リンパ反射点(NL)前面

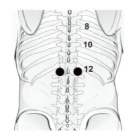

図 2.486　大小腰筋、神経リンパ反射点(NL)後面

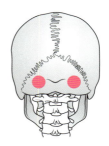

図 2.487　大小腰筋、神経血管反射点(NV)

筋筋膜症候群

伸張テスト：トリガーポイントがあると、腸腰筋の伸張で仙腸関節のあたりに痛みが生じる。

患者はテスト側の殿部を診察台の端にもってきて仰臥位になる。反対側の膝をつかんで腹部に引き寄せ、骨盤を後傾位で安定させる。テスト側の下肢は膝を曲げて台から下げる。大腿が傾かないのに下腿がまっすぐ下方へ向かっているときは、腸腰筋の短縮を表している。

さらに膝の屈曲も少ないときは、大腿直筋が緊張している。下肢を伸ばした状態で股関節を十分に伸展できなければ、大腿筋膜張筋の短縮も関係している。この場合、下肢を30°外転、完全に内旋すると、伸展が増加する（Travell and Simons, 1992）。

PIR：伸張位で息を吸いながら膝をごくわずか持ち上げ、下腿は力まずに垂れ下がった状態にしておく。こうすることで、共同筋である大腿直筋の収縮を避けられる。呼気中は、下肢の自重を利用して伸張する。治療者が軽く伸張してもよい。さらに自分の下肢を患者の下腿にあてて内旋を誘導することもできる。

大腿直筋も強く短縮しているときは、まず大腿直筋を伸張する必要がある。あるいは、治療者が膝を伸展させて支持する。患者は息を吸いながら下肢を持ち上げる。呼気中は、治療者が患者の下肢を下げて、腸腰筋をやさしく伸張する。

ほかにも大小腰筋を弛緩させる方法がある。患者は仰臥位になり、治療者は緊張した大小腰筋を指で触診して、そのままあてておく。患者は力を入れずに股関節を屈曲・伸展し、踵を診察台の上ですべらせて、殿部・足の方向へ行き来させる。この動きを必要なだけくりかえす。下肢を他動的に屈曲・伸展方向へ動かすとさらに効果的である。他動によって、腹壁が弛緩しやすくなり、大小腰筋によりしっかりコンタクトできる。

圧迫原因：腸骨下腹神経、腸骨鼠径神経、外側大腿皮神経、大腿神経の圧迫。これらの神経は大腰筋の外側縁を、閉鎖神経は内側縁を通る。陰部大腿神経は大腰筋の筋腹を通る（ときには腸骨下腹神経、腸骨鼠径神経も）。そのため、鼠径部、陰嚢、大陰唇のあたりや大腿腹側に痛みや感覚障害が生じる。

筋裂孔のあたりの圧迫。ここで、大腿神経と陰部大腿神経が大腰筋とともに骨盤から出る。ただし圧迫は、腸骨筋の痙攣が原因の場合が多い。腸骨筋は筋裂孔のあたりではまだ筋肉だが、大小腰筋はすでに腱に移行している（Travell and Simons, 1992; Lewit, 1992）。

よくある関連障害

腎障害時の大小腰筋の低反応：関連内臓の腎臓に問題があると（内臓オステオパシー障害）、大小腰筋はテストで弱化を示すことが多い。腰椎全体に障害がある場合も弱化を示す。その際は、必ず細心の注意を払ってテストを行う。患者が下肢を伸ばしてテスト肢位を保てるかを調べるだけでたいていは十分である。椎間円板に問題がある場合に大小腰筋テストを行うと、誤ったシットアップと同じように椎間円板の症状を強める恐れがある。両側の大小腰筋が弱化しているときは、後頭骨フィクセーションを示す。

内臓障害があるときは、大小腰筋が過緊張していることが多い。右の回盲領域や左のS状結腸が刺激されると、大小腰筋が硬直して痛むことがある。これは右では虫垂炎、左では付属器障害と錯覚され得る。両側の刺激は鼠径部に痛みを引き起こす。

大小腰筋が過緊張のときは、筋が仙腸関節の回転軸の前方を走行していることから、腸骨が後方回旋する（Travell and Simons, 1992）。距骨の病変（可動域制限）は、大小腰筋の機能的弱化と関連している。

大小腰筋 M. psoas 195

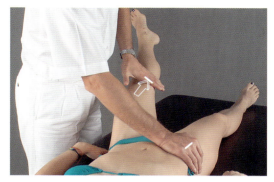

図2.488　仰臥位での大小腰筋のテスト

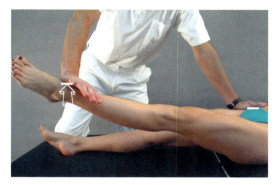

図2.490　仰臥位での大小腰筋のテスト

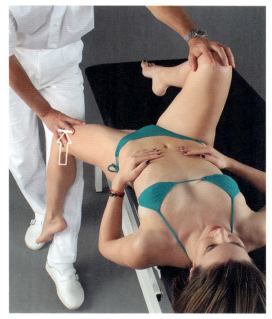

図2.489　大小腰筋の伸張と等尺性収縮後リラクゼーション（PIR）

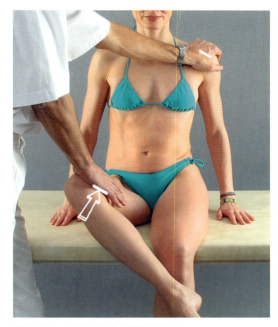

図2.491　座位での大小腰筋のテスト

大腿方形筋　M. quadratus femoris

解剖学
起始：坐骨結節の外側縁
走行：股関節の外旋筋でもっとも尾側
停止：転子間稜

作用
股関節の外旋。股関節の屈曲時は外転。中間位では、弱い内転・伸展作用がある（Frick, Leonhardt et al. 1992b）。

テスト
これは、大腿方形筋に対してもっとも的を絞ったテストである。
肢位：腹臥位で、下肢を30°内転して外旋し（足は内側を向く）、膝を90°曲げる。
安定：膝を外側から。
接触：下腿の遠位を内側から。
患者：足を内側へ押す。
検査者：それに対して支える。
テスト時の注意点：内転が不十分だと、他の外旋筋と区別できない。

筋筋膜症候群
伸張テスト：仰臥位で、大腿を内側へ向けて最大に屈曲して内転させ、内旋する。大腿方形筋のみを伸張することはできない。梨状筋を参照。
PIR：患者は息を吸いながら、伸張位から外転・外旋方向へ軽く押す。呼気中に、内旋・内転方向へ軽く伸張する。

よくある関連障害
股関節外旋筋の病変は、相互に関連する。まず一部の筋肉が、起始部／停止部や脊椎の病変によって抑制される。すると、共同筋にストレイン・カウンターストレイン病変が生じる。その結果、他の拮抗筋と同じように、反対側の筋肉にも筋筋膜の病変や短縮が起こり得る。

運動神経支配：仙骨神経叢、L5、S1、(S2)
内臓-体壁分節（TSライン）：L5
内臓：生殖腺
経絡：心包経（循環・性）
栄養素：Vit. B₃、E、PUFA、Zn、Se、Mg
SRの所属：L5

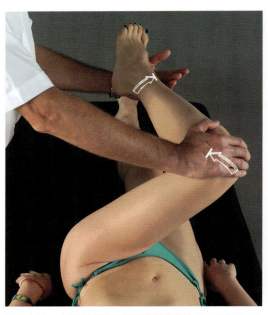

図2.492　大腿方形筋。股関節外旋筋全体の伸張テストと等尺性収縮後リラクゼーション（PIR）

大腿方形筋　M. quadratus femoris

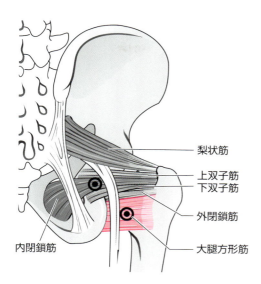

図 2.493　大腿方形筋、解剖図

梨状筋
上双子筋
下双子筋
外閉鎖筋
内閉鎖筋
大腿方形筋

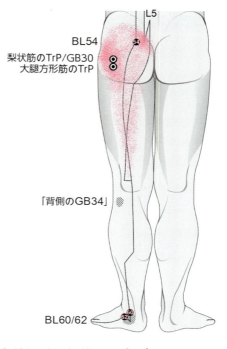

図 2.495　大腿方形筋、トリガーポイントと効果的な遠位穴

L5
BL54
梨状筋のTrP/GB30
大腿方形筋のTrP
「背側のGB34」
BL60/62

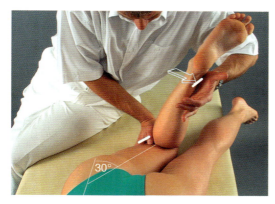

図 2.494　大腿方形筋のテスト

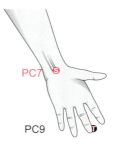

図 2.496　大腿方形筋、瀉穴(S)、補穴(T)

PC7
PC9

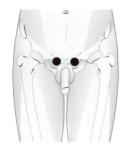

図 2.497　大腿方形筋、神経リンパ反射点(NL)前面

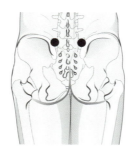

図 2.498　大腿方形筋、神経リンパ反射点(NL)後面

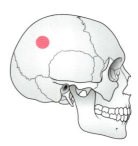

図 2.499　大腿方形筋、神経血管反射点(NV)

腰方形筋 M. quadratus lumborum

解剖学

起始：腸腰靱帯、腸骨稜内唇
走行：背側の筋群でもっとも深層。横突間筋が外側へ続いたような筋だが、深腹筋に属する
停止：第12肋骨の下端、L1-L4の肋骨突起

作用

腰椎の側屈。胸郭を骨盤に寄せる。両側の作用では、呼気を補助する。
弱化の徴候：腰椎が反対側へ回旋・側屈している。

テスト

肢位：患者は仰臥位になり、両手で身体を診察台に固定する。両下肢をテスト側へ30-45°運び、患者の身体をカーブさせる（足から見て、右または左が凸になるように）。
接触：検査者は下腿の遠位を前腕で抱え、テスト側の下肢を外側からつかむ。
安定：反対側の骨盤、大転子のあたり。
患者：両下肢を全力でテスト側へ引く。
検査者：それに対して、左右の手でそれぞれ支える。
テスト時の注意点：患者の安定が十分でない。下肢が診察台から上がりすぎている（この場合、腹斜筋後部がテストされる）。患者がテスト時に骨盤を回旋してはいけない。

筋筋膜症候群

伸張テスト：患者は診察台に座る。検査者は前方に立ち、片膝を患者の骨盤の横に置く。患者はテスト側の上肢を頭上へもっていく。検査者は自分の大腿のほうへ患者の体幹を側屈しながら、テスト側の骨盤を安定させる。さらに伸張するには、屈曲要素を加えてもよい。
PIR：患者は伸張位で息を吸い、視線を上げる。これで腰方形筋がごくわずかに収縮する。呼気中に、治療者は上肢のレバーアームを介して軽く伸張する。

よくある関連障害

大殿筋の弱化に反応して、脊柱側弯症、過緊張、短縮、トリガーポイントが生じる。すると、椎間円板に誤った負荷がかかり、脊椎の関節面が圧迫されて骨盤の病変が起こる。

仙腸関節が刺激を受けて不安定なときは、第12肋骨の停止部の近くに痛点ができる。

脚長差があるときは、つねに腰方形筋がアンバランスになっている。骨盤が高い側で、腰椎が凹状に側屈し、反対側と比べて腰方形筋がかなり短縮している。

仙骨後頭骨テクニック（SOT）によるカテゴリー1と2の骨盤病変から機能性代償性腰椎側弯症が生じているとき、アプライド・キネシオロジーでは第一に、弱化して機能障害になった側の腰方形筋に着目する。ここではたいてい腸骨が後方へ回旋し、機能的な脚長差が生じている（短い）。それに応じて、反対側の腰方形筋は過緊張になり、トリガーポイントができていることがある。機能的な筋弱化（徒手筋肉テストで低反応）は、内臓-体性システムの7要素や筋テクニックを用いて治療し、骨盤の障害を矯正する。その後、過緊張になった反対側の腰方形筋を弛緩し、トリガーポイントを取り除く。

腰方形筋　M. quadratus lumborum　　**199**

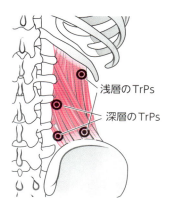

図 2.500　腰方形筋、解剖図

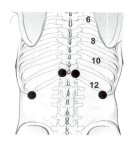

図 2.502　腰方形筋、神経リンパ反射点(NL)

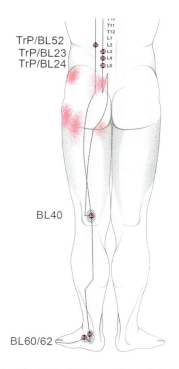

図 2.501　腰方形筋、関連痛、効果的な遠位穴

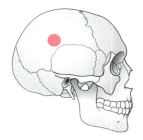

図 2.503　腰方形筋、神経血管反射点(NV)

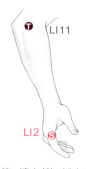

図 2.504　腰方形筋、瀉穴(S)、補穴(T)

解剖学的な脚長差では、骨盤が高い側の仙腸関節に構造的なストレスがかかるため、腰方形筋が硬化し、トリガーポイントができることがある。この例では、場合によっては機能テストに応じて脚長差を補整することしかできない（靴のヒールによる調整）。構造的な側弯症が定着している場合は、脚長差を補整すると症状が悪化する。補整しても体軸が中心線からまたずれてしまい、脊柱の直立ができないため、さらに構造的なストレスがかかる可能性がある(Travell and Simons, 1992)。

運動神経支配：腰神経叢、Th12-L3
内臓-体壁分節(TSライン)：L2
肋骨ポンプゾーン：肋間腔、肋横突関節11
内臓：虫垂
経絡：大腸経
栄養素：Vit. A、C、E、共生生物
SRの所属：胸椎、仙腸関節

腰方形筋　M. quadratus lumborum　**201**

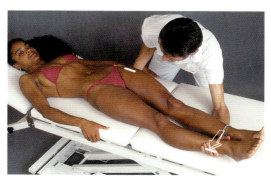

図 2.505　腰方形筋のテスト

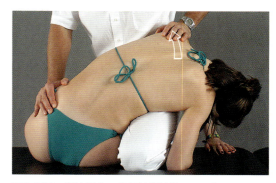

図 2.506　腰方形筋の等尺性収縮後リラクゼーション（PIR）、収縮期、吸気相

大腿四頭筋　M. quadriceps femoris

解剖学
起始：

大腿直筋：下前腸骨棘

中間広筋：大腿骨前面の転子間線の下方

外側広筋：大転子の基部、粗線の外側部

内側広筋：転子間線の遠位部、粗線の遠位部

走行： 大腿の前面を作る。中間広筋は大腿直筋に完全に覆われている

停止： 膝蓋骨と膝蓋靱帯を介して脛骨粗面

作用
大腿直筋：歩行時に趾球が地面を離れてから、大腿骨の前進運動を行うときの主動筋。股関節の屈曲、膝関節の伸展。

内側広筋、中間広筋、外側広筋：ともに膝関節を伸展する。内側広筋は膝蓋骨を内側へ向けて、外側広筋は外側へ向けて安定させる。

弱化の徴候： 腸骨が後方回旋して、弱化側の骨盤が低くなっている（大腿直筋）。歩幅が小さいことがある。階段を上がる・起立する・座るのが困難（腕で身体を支えながら身体を前方へもっていく）。

座位での大腿直筋のテスト
（股関節での作用）
肢位： 大腿を1手幅ほど診察台から上げる（図2.510）。

安定： 同側の肩を支えて上体を安定させる。

接触： 上方から大腿の遠位。

患者： 膝を上方へ引く（同側の肩へ向けて）。

仰臥位での大腿直筋のテスト
肢位： 股関節を70°から最大90°、膝を90°屈曲する（図2.515）。

接触： 膝の近位。

安定： 場合によって、反対側の下肢を介して患者を診察台上で安定させる。

患者： 膝を「肩のほうへ」引く。

検査者： それに対して、診察台へ向かうときに膝が描く弧の方向で支える。

仰臥位での別のテスト
（股関節・膝関節での作用）
肢位： 膝を軽く屈曲、股関節を10-15°屈曲した状態を患者が保つ。

安定： 必要であれば、反対側の骨盤。

接触： 下腿の遠位。可能な場合はもう一方の手で大腿の遠位1/3も。

患者： 上方へ押す。膝は軽く曲げたまま。

検査者： それに対して、適度に支える（レバーアームはかなり長い）。下腿よりも大腿に接触した手に力をかける。

このテストは、後述の内側広筋斜走部のテストと比較することができる。

運動神経支配： 大腿神経、L2、3、4

内臓-体壁分節（TSライン）： Th10

肋骨ポンプゾーン： 肋間腔、肋横突関節1、4、6、7、8

内臓： 小腸

経絡： 小腸経

栄養素： Ca、Vit. B複合体、Vit. D、プロバイオティクス、コエンザイムQ10

SRの所属：
- 大腿直筋：L1
- 外側広筋、内側広筋：L2
- 中間広筋：L3

大腿四頭筋　M. quadriceps femoris　**203**

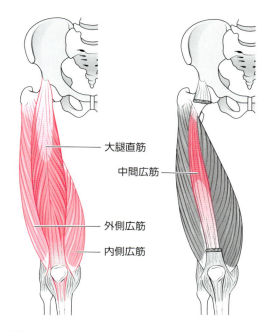

図2.507　大腿四頭筋、解剖図

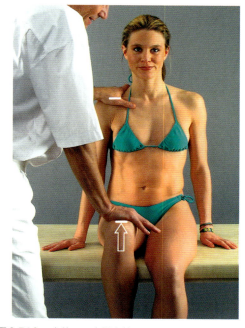

図2.510　座位での大腿直筋のテスト

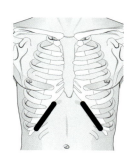

図2.508　大腿四頭筋、神経リンパ反射点（NL）前面

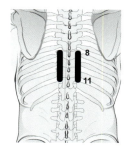

図2.511　大腿四頭筋、神経リンパ反射点（NL）後面

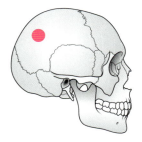

図2.509　大腿四頭筋、神経血管反射点（NV）

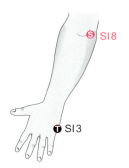

図2.512　大腿四頭筋、瀉穴（S）、補穴（T）

座位における外側広筋、中間広筋、内側広筋、大腿直筋のテスト（膝関節での作用）

肢位：膝を45°屈曲する（図2.513）。場合によっては、テストを行わない側の手で診察台の端にある膝窩を支持する。

接触：上方から下腿の遠位。

安定：同側の肩。

患者：検査者の抵抗に反して足を上方へ押す。

仰臥位での全体テスト

肢位：テスト対象でない下肢を約45°曲げる（図2.514）。その膝に手を置いて、テスト側の下肢の膝窩を前腕に乗せておく。テスト側の下肢の膝は、45-60°屈曲する。

患者：検査者の抵抗に反して足を上方へ押す。

内側広筋のテスト

肢位：股関節を15°内旋する。

接触：上方・脛側から下腿の遠位に。

テストの方法は他と同じ。

内側広筋斜走部のテスト

とくに膝蓋大腿症候群の場合は、内側広筋の遠位部が正常に作用するかが重要である。遠位部は、膝の伸展位で膝蓋骨を内側へ向けて安定させる。この内側広筋斜走線維は、Shafer（口頭発表）を応用して以下のようにテストする。

まず、大腿四頭筋の作用が正常かを座位または臥位でテストする必要がある。前記の大腿直筋と同じように、膝関節を少し屈曲してテストする。

肢位：患者は膝を軽く曲げたまま、股関節を10-15°屈曲しておく。この状態で大腿直筋をテストする。次に、膝を最大に伸展して、同じテストを行う（図2.516）。内側広筋の斜走部が機能障害であれば、患者が伸ばした下腿を検査者の抵抗に反して上方へ押したときに弱化が見られる。最大伸展時に内側安定性が足りず、外側へそれて膝蓋骨がすべり面に押しつけられると、チャレンジが誘発される。

膝を完全に伸展して大腿四頭筋の膝関節での作用をテストしても同じ反応があるが、この筋群は強力なため、内側広筋斜走部ほど敏感ではない（図2.517）。

外側広筋のテスト

肢位：股関節を15°外旋する。

接触：上方・腓側から下腿の遠位に。

テストの方法は内側広筋と同じ。

テスト時の注意点：股関節屈筋である大腿直筋の仰臥位でのテストでは、膝蓋骨上縁の腱停止部に圧がかかると、疼痛が誘発されることがある。このときにゴルジ腱器官とType III関節受容器が刺激を受けて、筋肉が弱化する。股関節屈曲時に膝が描く弧の接線からテストベクトルが外れている場合にも同じことが生じる。

大腿四頭筋　M. quadriceps femoris

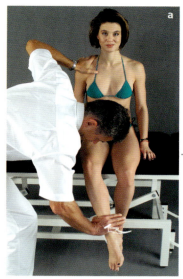 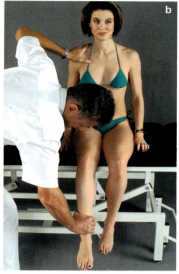 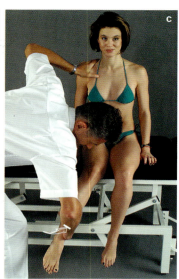

図2.513　座位でのテスト：a) 外側広筋、b) 大腿四頭筋全体、c) 内側広筋

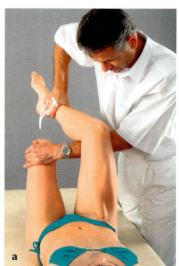 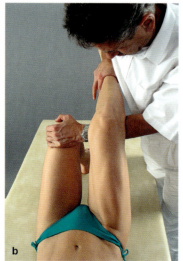 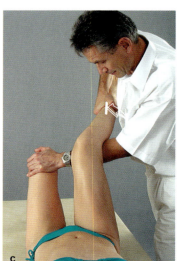

図2.514　仰臥位でのテスト：a) 外側広筋、b) 大腿四頭筋全体、c) 内側広筋

206   2　筋肉

筋筋膜症候群

伸張テスト：大腿直筋に対しては、腹臥位で膝を最大に屈曲してテストする。大腿直筋の緊張と筋長が正常であれば、踵が殿部につく。

広筋群：仰臥位で股関節を90°曲げて膝を屈曲する。これによって大腿直筋がテストから除外される。正常であれば踵が殿部につく。

伸張テストによって、トリガーポイントが活性化して関連痛が誘発される。トリガーポイントがあるときは通例、徒手テストで弱化を示すが、どちらにしろ伸張後には判明する。足を踏み出すときに唐突に弱化が生じることもあり、このときは急に膝が折れる。内側広筋や外側広筋にトリガーポイントがあると、膝蓋大腿のすべり面のあたりにアンバランスが生じる。

PIR：仰臥位では、股関節を伸展して大小腰筋を除外できない。上記と同じように腹臥位にすることで大腿直筋を選択して伸張することができる。痛みのない範囲で踵を殿部に寄せ、その位置で治療者が支える。患者は息を吸いながら、治療者の抵抗に反して下腿をごくわずかに伸展方向・上方へ向けて押す。呼気中に、得られた筋長に応じて伸張する。以上は、患者がセルフエクササイズとしても行える。

広筋群は仰臥位で弛緩させる。股関節を90°、膝を最大に屈曲する。下腿の遠位を保持する。患者は息を吸いながら膝の伸展方向へ軽く押す。呼気中に、屈曲を強めて軽く伸張する。

大腿四頭筋　M. quadriceps femoris　**207**

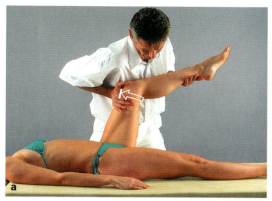 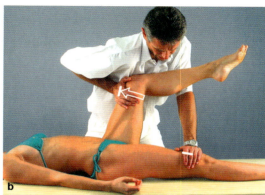

図 2.515　仰臥位での大腿直筋のテスト：人間工学を意識する。大腿直筋はとても強い筋肉なので、身体を使ってしっかりと対抗して支える必要がある。患者が診察台上でずれて動いてしまわないように、反対側の下肢を空いているほうの手で安定させてもよい

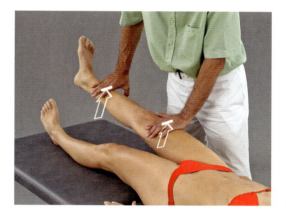 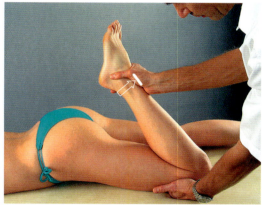

図 2.516　膝を完全に伸展したテスト

図 2.518　大腿直筋の伸張テストと等尺性収縮後リラクゼーション（PIR）、収縮期

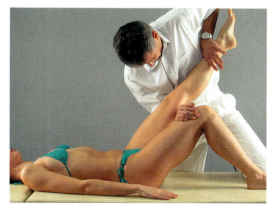 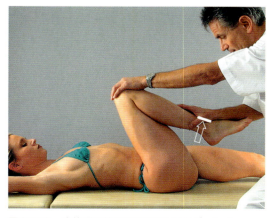

図 2.517　膝蓋骨を圧迫した大腿四頭筋テスト

図 2.519　広筋群の等尺性収縮後リラクゼーション（PIR）、収縮期

よくある関連障害

骨盤不安定性、膝不安定性、歩行メカニズム障害、座位からの起立困難、階段の上りが困難。

よくある現象は、膝関節の損傷または手術後の内側広筋の抑制である。このメカニズムはまだ判明していない。膝蓋大腿関節症と内側広筋の抑制は、相関的な現象と考えられる。内側広筋（または外側広筋も）が機能障害で膝蓋骨の動きに問題があれば、固有受容性・侵害受容性の求心路によって広筋群の反射抑制が生じる。

膝蓋大腿関節症の影響は、前記のようにテストすることができる。広筋群のテストは膝関節を伸展した状態で行う。その際、テストベクトルは、内側広筋や外側広筋のテスト法で記したとおり、いくらか角度を変える。

圧迫障害： 鼠径靱帯腸腰筋症候群。神経根L3（椎間孔L3/4、椎間円板L2/3）に病変があると、大腿四頭筋と股関節屈曲位の大腿直筋が弱化する。ただし、膝蓋腱反射はL4からのみ伝えられる（Patten, 1998）。

大腿四頭筋　M. quadriceps femoris

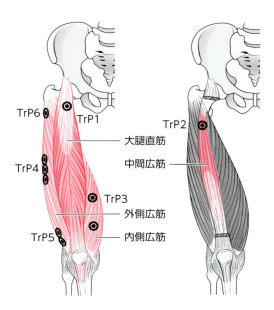

図 2.520　大腿四頭筋、解剖図とトリガーポイント

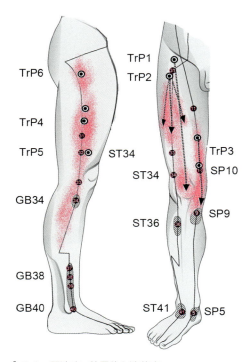

図 2.521　大腿四頭筋、トリガーポイント、関連痛、効果的な遠位穴

菱形筋　Mm. rhomboidei

解剖学
起始：
小菱形筋：項靱帯、C7・Th1の棘突起
大菱形筋：Th2-5の棘突起
走行：外側・やや下方へ向かって肩甲骨の内側縁へ
停止：
小菱形筋：肩甲骨内側縁で肩甲棘のあたり
大菱形筋：肩甲骨内側縁で肩甲棘の尾側

作用
肩甲骨の挙上と後退。肩甲骨の方向転換（関節窩が下方へ回る）。肩甲骨を胸郭に固定する。
弱化の徴候：肩が前突している。上肢の外転時に肩甲骨が十分に安定せず、上肢の上げ下げで40-120°外転すると肩甲骨が急激に動く（前鋸筋と菱形筋は拮抗筋）。

テスト
肢位：肘を90°曲げる。患者は肩甲骨を脊柱に近づける。つまり、肩を後上方へ引く。
接触：片手で肘の内側に。
安定：他方の手で肩を外上方から安定させる。
患者：肩を後方・脊柱の方向へ引く。
検査者：肘を外側・やや前方へ弧を描くように引いて身体から離す。
テスト時の注意点：テスト開始時に、肩甲骨の後退と挙上が十分でない。上記のテストベクトルを守っていない。

筋筋膜症候群
伸張テスト：上腕と肩を前下方へ最大に運び、肩甲骨内側縁を脊柱から離す。
PIR：患者は息を吸いながら、伸張位から後上方へ肩を引く。呼気中に、治療者は肩を前下方へ運んで軽く伸張する。

よくある関連障害
肩損傷などによるストレイン・カウンターストレイン病変。
下部頸椎の脊椎性反射パターン。
圧迫障害：C4の神経根症候群（椎間孔C3/C4）、斜角筋症候群。

運動神経支配：肩甲背神経、C4、5	
内臓：肝臓	
経絡：肝経	
栄養素：Vit. A、C、抗酸化物質	
SRの所属：C4-Th2	

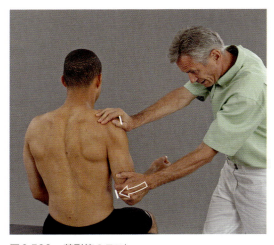

図2.522　菱形筋のテスト

菱形筋　Mm. rhomboidei　　**211**

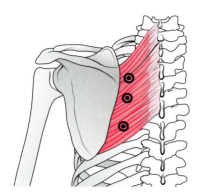

図2.523　菱形筋、解剖図

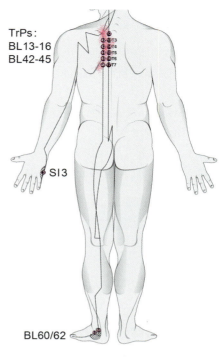

図2.525　菱形筋、トリガーポイントと効果的な遠位穴

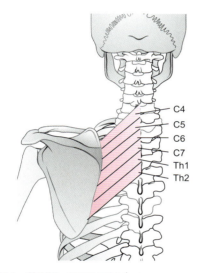

図2.524　菱形筋、脊椎性反射ゾーン

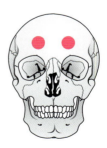

図2.526　菱形筋、神経血管反射点（NV）

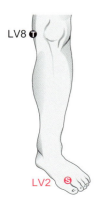

図2.527　菱形筋、瀉穴（S）、補穴（T）

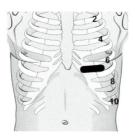

図2.528　菱形筋、神経リンパ反射点（NL）前面

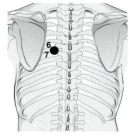

図2.529　菱形筋、神経リンパ反射点（NL）後面

仙棘筋系と横突棘筋系

　仙棘筋系には最長筋と腸肋筋があり、横突棘筋系には多裂筋、長回旋筋、短回旋筋といった傍脊柱筋群がある。

　内側の最長筋は、腰最長筋、胸最長筋、頚最長筋、頭最長筋でできている。

　腸肋筋は、脊柱起立筋（仙棘筋）の外側部で、腰腸肋筋、胸腸肋筋、頚腸肋筋にわけられる。

仙棘筋系：最長筋

頭最長筋　M. longissimus capitis

解剖学

起始：C5-7（Th1-3まで）の横突起
走行：頚最長筋の内側、頭半棘筋の外側
停止：乳様突起の後縁から先端まで約1.5 cmの幅に

作用

一側の収縮：頭部の同側側屈と回旋。
両側の収縮：頭部の伸展。

テスト

項部伸筋群の全体テストのみ可能。該当ページを参照。

頚最長筋　M. longissimus cervicis

解剖学

起始：Th1-6の横突起、一部はTh8まで
走行：下1/2は胸最長筋の内側、下頚部では頭最長筋の外側
停止：C2-5の横突起の後面と基部（一部はC1-7）。頚腸肋筋、頚板状筋、肩甲挙筋、後斜角筋、頭最長筋とほぼ一体で

作用

一側の収縮：頚椎の同側側屈。
両側の収縮：頚椎の伸展。

テスト

項部伸筋群の全体テストのみ可能。該当ページを参照。

仙棘筋系全体として
肋骨ポンプゾーン：肋間腔、肋横突関節3、6、7
内臓：膀胱
経絡：膀胱経
栄養素：Vit. A、C、E、Ca
SRの関係：▶表2.4、▶表2.5、▶表2.6

胸最長筋　M. longissimus thoracis

解剖学

起始：腰最長筋、腰腸肋筋とともに、仙骨（正中仙骨稜）、仙骨後面、外側仙骨稜、腰椎棘突起
走行：棘筋の外側、腸肋筋の内側
停止：停止部はわかれて鋸歯状になっている。内側は胸椎の横突起に、外側は肋骨結節と肋骨角に付着する

作用

両側の収縮：脊柱の伸展。
一側の収縮：脊柱の同側側屈。

テスト

腰最長筋を参照。

仙棘筋系：最長筋：胸最長筋　M. longissimus thoracis

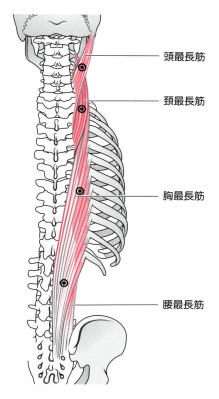

図2.530　最長筋、解剖図

頭最長筋
頚最長筋
胸最長筋
腰最長筋

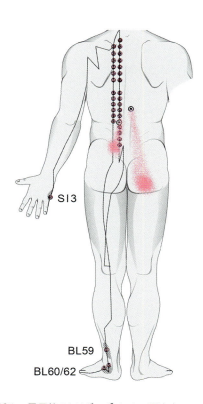

図2.531　最長筋のトリガーポイント、関連痛、効果的な遠位穴

腰最長筋　M. longissimus lumborum

解剖学

起始：仙棘筋系の腱膜に平たく付着。さらにその腱膜は以下に付着する：腸骨粗面の上前面、仙骨、腰椎の棘突起

走行：腸肋筋と胸最長筋よりも深層。この筋の起始は骨間仙腸靱帯と関係している

停止：それぞれ腰椎の乳頭突起と副突起の2箇所に付着する。両停止部は靱帯状の橋を作り、その下を脊髄神経の後枝が走行する

外側の線維はさらに深層で、腰椎肋骨突起の後面に付着する

作用

両側の収縮：脊柱の伸展。

一側の収縮：脊柱の側屈。

テスト

何重もの共同作用が働くため、分離したテストは不可能と思われる。Beardall（1980）による手法では、仰臥位で胸部を下肢に対して20°側屈し、腰椎を伸展した状態で腰最長筋をテストする。これは、KendallとKendall（1983）による腰方形筋のテストとほぼ同じである。筋肉の触診や、正常反応のインディケーター筋を用いたセラピーローカリゼーションには有効と考えられる。

筋筋膜症候群

伸張テスト：座位で（短縮したハムストリングスの影響がなくなる）、患者に前屈させ、筋肉表面の緊張や対称性をチェックする。立位での側屈テストを左右比較したほうがよいこともある。

PIR：患者は脚を広げて立ち、前屈テストのように上体を前方へ倒す。

10秒息を吸って脊柱起立筋を収縮させ、呼気で弛緩させる。体重で伸張が行われる。

一側へ軽く回旋すると、反対側の伸筋が伸張される。

あるいは、伸張テストで記したような側屈位からPIRを行うこともできる。吸気相で収縮して脊柱が起立し、呼気相で弛緩する。

圧迫原因：腱が橋のようになった部分で圧迫が起こると、脊髄神経の後枝が刺激され、皮膚の感覚過敏、ジセステジア、感覚鈍麻が生じることがある（Travell and Simons, 1983）。

よくある関連障害

解剖学的または機能的に脚長差があり、順応性の側弯症になっている場合は、脊柱起立筋群に過負荷がかかって筋筋膜痛症候群を形成する。特発性側弯症が定着すると、脊柱起立筋のアンバランスも必ず伴う。

仙棘筋系：最長筋：腰最長筋　M. longissimus lumborum

表2.4　SRS（最長筋の脊椎性反射症候群：起始や停止ごとに緊張する筋、緊張の原因となる分節は分類されている）

起始	停止	病変分節
頭最長筋		
C3	乳様突起	C7
C4	乳様突起	Th1
C5	乳様突起	Th2
C6	乳様突起	Th3
C7	乳様突起	Th4
Th1	乳様突起	Th5
Th2	乳様突起	Th6
Th3	乳様突起	Th7
Th4	乳様突起	Th8
Th5	乳様突起	Th9
頚最長筋		
Th2	C2	C7
Th3	C2	Th1
Th4	C3	Th2
Th4	C4	Th3
Th5	C5	Th4
Th6	C6	Th5
胸最長筋Ⅴ		
L1	Th1	Th5
L2	Th2	Th6
L3	Th3	Th7

表2.4　SRS（最長筋の脊椎性反射症候群：起始や停止ごとに緊張する筋、緊張の原因となる分節は分類されている）（続き）

起始	停止	病変分節
L4	Th4	Th8
胸最長筋Ⅰ		
L3	Th5	L1
L4	Th6	L2
L5	Th7	L3
仙骨	Th8	L4
仙骨	Th9	L5
胸最長筋Ⅱ		
仙骨	Th5	Th9
仙骨	Th6	Th10
仙骨	Th7	Th11
仙骨	Th8	Th12
胸最長筋Ⅲ		
腸骨	Th8	L1
腸骨	Th9	L2
腸骨	Th10	L3
腸骨	Th11	L4
腸骨	Th12	L5
腰最長筋		
仙骨、腸骨	L1-L3	仙腸関節
仙骨、腸骨	L1-L5	C7-Th4

仙棘筋系：腸肋筋

頚腸肋筋　M. iliocostalis cervicis

解剖学

起始：第7-3肋骨の肋骨角の内側

走行：頚最長筋と頭最長筋の外側、後斜角筋と中斜角筋の内側、肩甲挙筋の内側

停止：C3-6の横突起の後結節、頚最長筋とともに

胸腸肋筋　M. iliocostalis thoracis

解剖学

起始：第12-7肋骨の肋骨角の内側

走行：頚最長筋と頭最長筋の外側

停止：第7-1肋骨の肋骨角の外側

腰腸肋筋　M. iliocostalis lumborum

解剖学

起始：最長筋とともに、仙骨、腸骨粗面の前外面

走行：胸最長筋の外側

停止：第12-4肋骨の下面、肋骨角の後面

表 2.5　腸肋筋のSRS（脊椎性反射症候群）

起始	停止	病変分節
C3-C6	第4-7肋骨	L5

腸肋筋全体

作用

両側の収縮：脊柱の伸展。

一側の収縮：脊柱の同側側屈。

テスト

脊柱起立筋の一部を分離することは難しいと思われる。

Beardall（1980）は、腰腸肋筋のテストを以下のように記している。

患者は仰臥位になり、上体をテスト側へ10°側屈する。テスト側の大腿は最大に内旋する。検査者は反対側の骨盤を安定させながら、両下肢を抱えて上記の肢位をとらせる。患者は両下肢をテスト側へ押す。

筋筋膜症候群

脊柱起立筋全体の伸張テスト：患者は脚を広げて立ち、体幹を側屈する。左右を比較する。

PIR：患者は脚を広げて立ち、前屈テストのように上体を前方へ倒す。

10秒息を吸って脊柱起立筋を収縮させ、呼気で弛緩させる。体重で伸張が行われる。

一側へ軽く回旋すると、反対側の伸筋が伸張される。

あるいは、伸張テストで記したような側屈位からPIRを行うこともできる。吸気相で収縮して脊柱が起立し、呼気相で弛緩する。

仙棘筋系：腸肋筋：腸肋筋全体 **217**

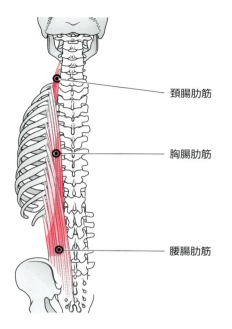

図2.532　腸肋筋、解剖図

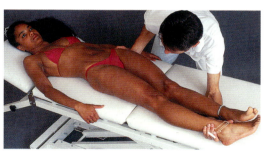

図2.533　Beardallによる腸肋筋のテスト：外側の下肢は内旋させておくこと

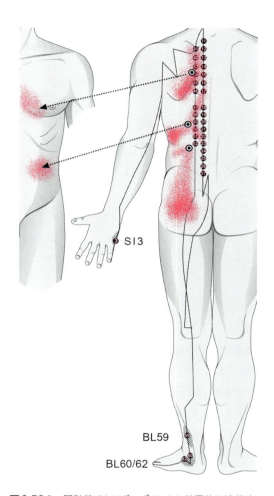

図2.534　腸肋筋のトリガーポイントと効果的な遠位穴。関連痛は分節で下方・腹側へ向かって現れる

横突棘筋系：多裂筋

解剖学

起始：

仙多裂筋 ： 仙骨の後面、上後腸骨棘の内側面、後仙腸靱帯

腰多裂筋：腰椎の乳頭突起

胸多裂筋 ： 胸椎の横突起、第7-4頚椎の関節突起

走行 ： この筋は横突起と棘突起の間の凹部を埋めている

停止 ： 深層の線維束は起始部から脊椎2個分、浅層の線維束は脊椎3-5個分上位の棘突起に付着

作用

両側の収縮：脊柱を伸展。

一側の収縮：脊柱を反対側へ回旋。

SRの関係：障害分節の4つ上位の分節。たとえば、Th12が刺激されているときは、Th8の横突起から起始してTh7-5の棘突起に停止する線維が緊張する。

テスト

Kendallによるテストはない。Beardall（1980）は、腰多裂筋のテストを以下のように記している。患者は仰臥位になり、上体をテスト側へ10°側屈する。テスト側の大腿は最大に外旋する。検査者は骨盤を安定させながら、両下肢を上方または下方から抱える。

患者は上記の肢位で、両下肢をテスト側へ引く。それに対して支える。

テスト時の注意点：上記の肢位を守っていない。

表2.6 多裂筋のSRS（脊椎性反射症候群）

起始	停止	病変分節
C2	C4	Th1
C2	C5	Th2
C2、3	C6	Th3
C2、3、4	C7	Th4
C3、4、5	Th1	Th5
C4、5、6	Th2	Th6
C4、5、6、7	Th3	Th7
C6、7、Th1	Th4	Th8
C7、Th1、2	Th5	Th9
Th1、2、3	Th6	Th10
Th2、3、4	Th7	Th11
Th3、4、5	Th8	Th12
Th4、5、6	Th9	L1
Th5、6、7	Th10	L2
Th6、7、8	Th11	L3
Th7、8、9	Th12	L4
Th8、9、10	L1	L5
Th9、10、11	L2	後頭
Th10、11、12	L3	C1
Th11、12、L1	L4	C2
Th12、L1、2	L5	C3
L1、2、3	S1	C4
L2、3、4	S2	C5
L3、4、5	S3	C6
L4、5	S4	C7

筋筋膜症候群

伸張テスト：分離してできない。

PIR：仙棘筋系全体を参照。

運動神経支配：脊髄神経の後枝

横突棘筋系：多裂筋　　**219**

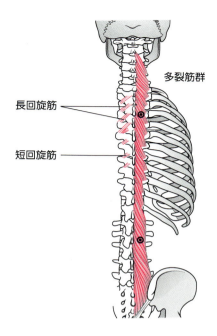

図2.535　多裂筋、解剖図

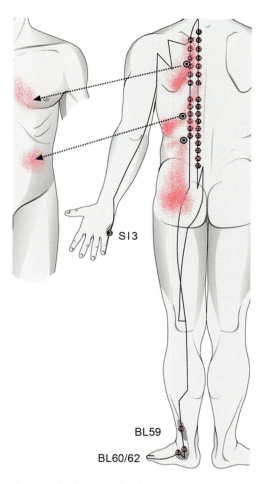

図2.537　多裂筋のトリガーポイント、関連痛、効果的な遠位穴

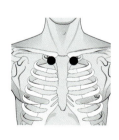

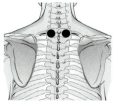

図2.536　多裂筋を含む自所的背筋群の神経リンパ反射点（NL）前面（上）と後面（下）

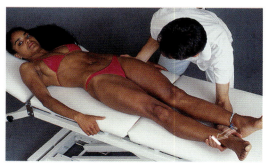

図2.538　Beardallによる多裂筋のテスト。テスト側の下肢を外旋しておくこと

縫工筋　M. sartorius

解剖学
起始：上前腸骨棘
走行：鵞足の腱でもっとも腹側。線維は下腿筋膜につながり、一部は膝蓋靱帯につながる
停止：脛骨粗面の内側

作用
大腿骨を外転、屈曲、外旋する。脛骨を屈曲、内旋する（「あぐら」）。
弱化の徴候：一側の腸骨が後方へ回旋している。筋肉の遠位1/3に痛みがある。膝の内側安定性が十分でない（外反膝）。

テスト
肢位：Faber-Patrickテストと同じ開始肢位。膝を約90°屈曲し、大腿を外転・屈曲して、踵が反対側の膝のあたりに来るようにする。
接触：右の縫工筋をテストするには（左の場合は逆になる）、左手で外側から膝を、右手で上方から下腿のくるぶしのあたりをつかむ。
患者：膝を外側へ押し、踵を殿部の方向・頭側へ引く。この複雑な動きを事前に練習しておくとよい。
テストを正確に行うには、検査者が同じ力で膝を内側へ押し、踵を尾側へ引く必要がある。とくに、力の強い患者では自分の肘をロックして上体をやや回旋すると（左肩が前方に来る）、十分に力をかけられる。
テスト時の注意点：テストで用いる力は、左右の手で同じでなければならない。膝にあてた左手で、大腿の内転・内旋方向の力が十分にかけられなければ、内側のハムストリングスが主にテストされる。内果のあたりでは、絶対にテスト時に痛みを生じさせない。アキレス腱を刺激してはいけない。

筋筋膜症候群
伸張テスト：患者は殿部を診察台の端にもってきて、仰臥位になる。治療対象でない下肢を胸部へ向けて屈曲した状態で患者が維持し、骨盤と腰椎を安定させる。治療者はテスト側の下肢を伸展・内転（できる範囲で）・内旋させる。
この伸張テストは腹臥位でもできるが、難しい。
PIR：患者は伸張位から屈曲・外転・外旋の方向へ軽く収縮させる。呼気中に、治療者は内転・伸展・内旋の方向へ軽く伸張する。
圧迫原因：外側大腿皮神経は、鼠径靱帯の下を通って骨盤から出た後に、縫工筋を通る場合がある。靱帯の下を通るときでも、筋肉を通るときでも、圧迫が生じることがある。これを感覚異常性大腿神経痛という。

運動神経支配：大腿神経、L2、3、4
内臓-体壁分節（TSライン）：Th9
肋骨ポンプゾーン：肋間腔、肋横突関節9
内臓：副腎
経絡：心包経（循環・性）
栄養素：副腎抽出物、チロシン、Vit. B_3、B_5、B_6、B_{12}、葉酸、Vit. C、薬用人参
SRの所属：L3

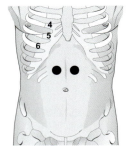

図2.539　縫工筋、神経リンパ反射点(NL) 前面

縫工筋 M. sartorius **221**

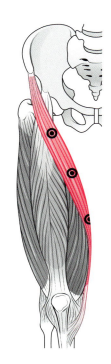

図 2.540　縫工筋、解剖図

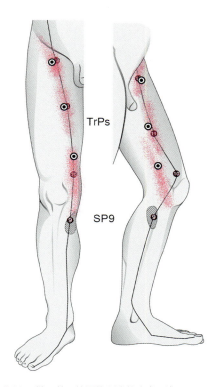

図 2.541　縫工筋、効果的な遠位穴（SP9）

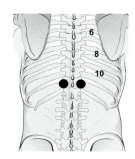

図 2.542　縫工筋、神経リンパ反射点（NL）後面

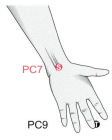

図 2.543　縫工筋、瀉穴（S）、補穴（T）

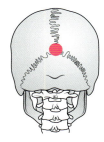

図 2.544　縫工筋、神経血管反射点（NV）

222   2 筋肉

よくある関連障害
副腎の機能障害、疲労症候群、腸骨の後方回旋
（仙腸関節の病変）、内側の痛みを伴う膝の内側
不安定性。

圧迫障害：L3の神経根症候群（椎間孔L3/L4、
椎間円板L2/L3）、鼠径靱帯腸腰筋症候群。

縫工筋 M. sartorius　　**223**

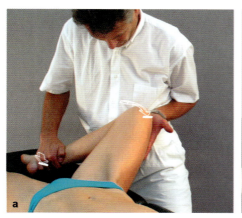
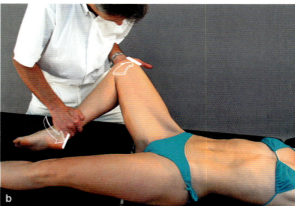

図 2.545　縫工筋のテスト。自分の上肢を「ロック」して身体を回し、患者の動きに対して支える

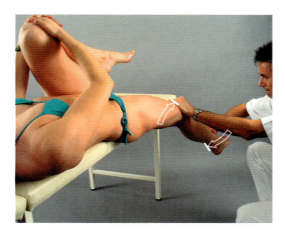

図 2.546　縫工筋の等尺性収縮後リラクゼーション（PIR）、収縮期

前鋸筋　M. serratus anterior

解剖学

起始：第1-9肋骨の外上面
停止：肩甲骨の前面で内側縁の近く

作用

上腕骨を90°まで屈曲、外転したときは、肩甲骨を安定させる。90°を超えるときは、肩甲骨を外転、回旋する（下角は外側へ動き、関節窩は頭側へ回る）。後方へ向かう力が肩に働くと（腕立てなど）、この筋は肩甲骨を胸郭に安定させる。

弱化の徴候：後方へ向かう力が肩にかかったときに、翼状肩甲骨が見られる。これは上肢を屈曲、外転するほど、弱化がはっきりする場合にも見られる。約40°の外転で肩甲骨が急激に動く。上肢を上げ下げすると、このぶらつきがとくに見られる。

テスト

肢位：肘を伸ばしたまま上肢を100-160°屈曲し、30-45°外転する。母指は頭側を指す。
接触：前腕の遠位。他方の手は腹側から肩甲骨の下角に。
患者：上肢を伸ばしたまま頭側へ押す。
検査者：それに対して前腕の遠位を支えなが

ら、腹側から肩甲骨下角を後方へ押す。文献にあるように単純に下角の動きをチェックするよりも（Walther, Leaf, Kendall）、この方法のほうがよい。下角が動かず、上肢を屈曲位に保てない場合は、三角筋前部による肩の安定が不足している。

テスト時の注意点：肩甲骨下角の動きが見られないときは、三角筋前部と前鋸筋のどちらが弱化しているか区別できない。この場合、三角筋前部を単独でテストする。レバーアームを長くとりすぎないほうがよい場合もある（上腕の遠位のあたりに接触するなど）。

筋筋膜症候群

伸張テスト：腹臥位または安定した側臥位でテストすると、とくに安定させる必要はなくなる。治療対象の肩を腹側からつかむ。患者の上肢は曲げておき、検査者の他方の前腕に乗せる。この手で内側から肩甲骨下をつかむ。両手を同時に動かして、肩甲骨を後内側へもっていく。下角は内側へ回旋する。

PIR：患者は伸張位から肩を前方へ、上肢を屈曲方向へ押す。これを7-10秒息を吸いながら続ける。呼気中に、治療者は伸張位の方向へ軽く伸張する。

前鋸筋 M. serratus anterior 225

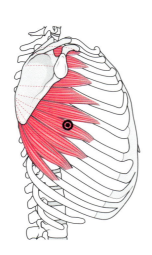

図2.547 前鋸筋、解剖図

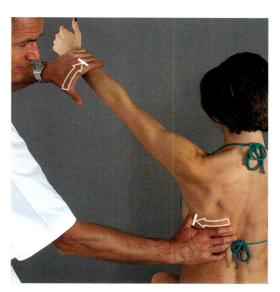

図2.548 前鋸筋のテスト

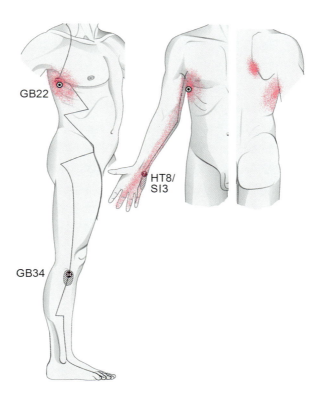

図2.549 前鋸筋、トリガーポイント、関連痛、効果的な遠位穴

226　2　筋肉

よくある関連障害

肩に問題があるとき、この筋は第一に治療すべき障害要素であることが多い（ほかに菱形筋、肩甲下筋）。起始／停止の病変、トリガーポイントまたは筋膜の病変が見つかる。

圧迫障害： 神経根C6の病変（椎間孔C5/C6）。長胸神経は、中斜角筋を通るあたりで圧迫されることがある。

肩甲背神経も中斜角筋を通る。前鋸筋とともに菱形筋も機能障害であれば、上肢の外転時に肩甲骨が不安定になる。

運動神経支配： 長胸神経、C5-7、(8)
内臓-体壁分節（TSライン）： Th3
肋骨ポンプゾーン： 肋間腔、肋横突関節3、10
内臓： 肺
経絡： 肺経
栄養素： Vit. C、E、βカロテン、Se、N-アセチルシステイン
SRの所属： 中部胸椎、第6・7肋骨

前鋸筋 M. serratus anterior **227**

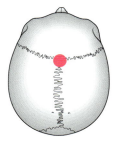

図 2.550　前鋸筋、神経血管反射点（NV）

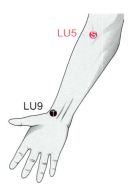

図 2.553　前鋸筋、瀉穴（S）、補穴（T）

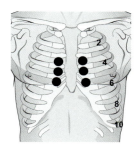

図 2.551　前鋸筋、神経リンパ反射点（NL）前面

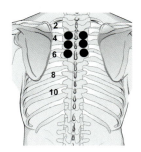

図 2.552　前鋸筋、神経リンパ反射点（NV）後面

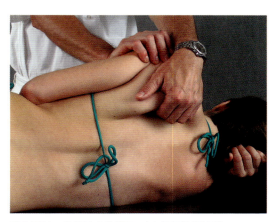

図 2.554　前鋸筋の伸張テストと等尺性収縮後リラクゼーション（PIR）

ヒラメ筋　M. soleus

解剖学

起始：腓骨頭の後面、腓骨の近位1/3、ヒラメ筋線、脛骨内側縁の中1/3、腓骨頭と脛骨の間のヒラメ筋腱弓

停止：腓腹筋とともに踵骨隆起

作用

上跳躍関節で足を底屈。

弱化の徴候：前傾姿勢。つま先立ちが不安定またはできない。

テスト

肢位：患者は腹臥位になり、膝を90°屈曲し、足を完全に底屈する。

接触：底側から前足部。他方の手は頭側から踵骨に。

患者：足を全力で底屈する。

検査者：前足部を背屈の方向へ押しながら、踵を尾側へ引く。

ヒラメ筋は強力なため、両手で前足部を背屈の方向へ押すほうがよい場合もある。基本的にこのテストでわかるのは、顕著な弱化だけである。

テスト時の注意点：前足部を握りしめてはいけない（感覚性の誘発を引き起こす恐れがある）。踵に痛みを生じさせてはいけない。

筋筋膜症候群

伸張テスト：患者は腹臥位になり、膝を完全に屈曲して腓腹筋をテストから除外する。検査者は前足部を背屈の方向へ押す。同時に踵を上方へ引いてよい。

PIR：患者は息を吸いながら、伸張位から底屈の方向へごくわずかに収縮させる。呼気中に、治療者は背屈の方向へ軽く伸張する。

圧迫原因：脛骨神経に支配される後方の足筋（後脛骨筋、長母趾屈筋、長趾屈筋、短母趾屈筋など）は、ヒラメ筋の過緊張によって機能障害を示すことがある（下記の圧迫障害を参照）。

よくある関連障害

筋肉の弱化よりも、高いヒールの長時間着用などによる過緊張や短縮が問題になる。過緊張や短縮が起こることで、前脛骨筋、また場合によって長趾伸筋が抑制され、下垂足や踵骨棘に至る。病変チェーンは逆の順序でも起こり得る。前方の下腿筋が抑制されると、拮抗筋であるヒラメ筋や腓腹筋が短縮する。

圧迫障害：脛骨神経は、ヒラメ筋腱弓の上縁にあるヒラメ筋管の入口から遠位で、ヒラメ筋に筋枝を送っている。ここから後脛骨静脈と後脛骨動脈が伴って走っている。ヒラメ筋が過緊張になると膝窩筋とヒラメ筋の間の入口が狭まり、触診可能な弱化よりも痙攣や跛行様症状が生じる。さらに足底のあたりにパレステジアも起こる。これはとくに、ジャンプやランニングなどでヒラメ筋が反復的に収縮した後に見られる。

膝窩にBaker嚢胞があるときは、腓腹筋頭下で脛骨神経が圧迫されることがある。

運動神経支配：脛骨神経、L5、S1、2
肋骨ポンプゾーン：肋間腔、肋横突関節6、7
内臓：副腎
経絡：心包経（循環・性）
SRの所属：S1、3、Th12

ヒラメ筋 M. soleus **229**

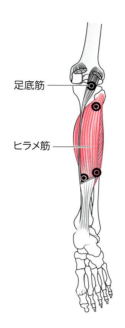

図2.555　ヒラメ筋、解剖図

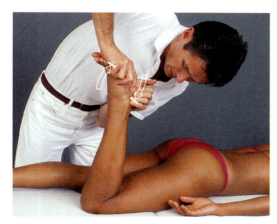

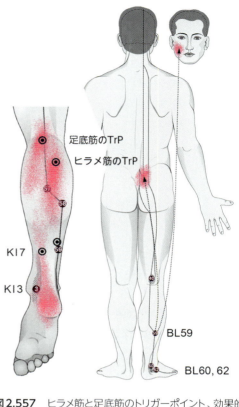

図2.557　ヒラメ筋と足底筋のトリガーポイント、効果的な遠位穴

図2.556　ヒラメ筋のテスト

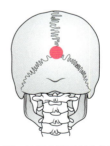

図2.558　ヒラメ筋、神経血管反射点（NV）

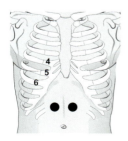

図2.559　ヒラメ筋、神経リンパ反射点（NL）前面

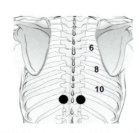

図2.560　ヒラメ筋、神経リンパ反射点（NL）後面

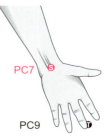

図2.561　ヒラメ筋、瀉穴（S）、補穴（T）

胸鎖乳突筋（SCM）
M. sternocleidomastoideus

解剖学
起始：

胸骨頭：胸骨柄の前上面

鎖骨頭：鎖骨の内側1/2の上面

停止：乳様突起の外側面、後頭の上項線の外側1/2

作用

両側の収縮では、頚椎を屈曲し、頭部を伸展する（後屈、起き上がり運動）。頚椎屈曲の第2相ではC7に対して軸椎が45°屈曲する。このとき関節C0/C1で後屈運動が生じる。これは、強い後弯に対して頚髄を守る保護メカニズムと考えられる。C0/C1の後屈には、項靱帯による制限のほか、胸鎖乳突筋が関与していると思われる。

一側の収縮では、頭部が反対側へ回旋する。胸鎖乳突筋は頚椎の側屈を補助する。固定点が停止部のときは、胸郭を挙上する。

その他： 頚椎や頭部の屈曲は、深層の項部屈筋群、斜角筋、胸鎖乳突筋の共同作用で行われる。

弱化の徴候：頭部が弱化の側へ回旋している。

テスト

肢位： 仰臥位でテストする場合（図2.568c）、患者の前腕を上方へ向けて横に置くことで動員を防ぐ。患者は頚椎を屈曲して頭部を最大に持ち上げる。その後、テスト対象でない側へ完全に回旋する。

接触： 手を面にして頭頂骨の前部。他方の手は後頭の下へもっていき（接触しない）、弱化が現れたときに頭部を受けとめる。

患者： 頭部を検査者の手に向けて全力で押し上げる（矢状方向。回旋を保つ）。

検査者： それに対して、屈曲時に頭部が描く弧の接線方向で支える。

立位または座位では（図2.568aとb）、患者の頚胸移行部のあたりを背側から安定させる必要がある。その後は患者の前頭に両手で接触してもよい。

テスト時の注意点：上記のテストベクトルから外れると、テストで人為的な弱化を引き起こす恐れがある。あるいは、機能的弱化があっても発見できない。患者が回旋位から外れてはいけない。回旋していないと、斜角筋や深層の後部屈筋を動員してしまう。頭頚移行部の後屈を必ず保つこと。

運動神経支配：副神経（第XI脳神経）、C2、3

内臓：副鼻腔

経絡：胃経

栄養素：Vit. B_3、B_6、ヨウ素

SRの所属：Th5-8

胸鎖乳突筋（SCM） M. sternocleidomastoideus 231

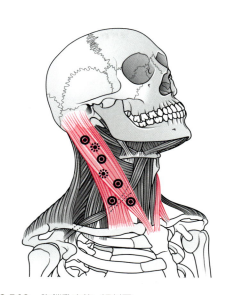

図2.562　胸鎖乳突筋、解剖図

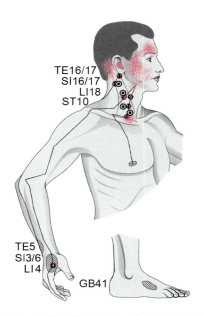

図2.565　胸鎖乳突筋、トリガーポイントと効果的な遠位穴

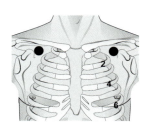

図2.563　胸鎖乳突筋、神経リンパ反射点（NL）前面

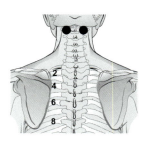

図2.566　胸鎖乳突筋、神経リンパ反射点（NL）後面

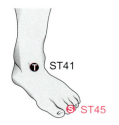

図2.564　胸鎖乳突筋、瀉穴（S）、補穴（T）

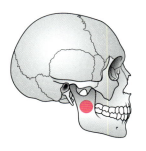

図2.567　胸鎖乳突筋（SCM）、神経血管反射点（NV）

筋筋膜症候群

伸張テスト：頭部を反対側へ回旋し、完全に伸展する。胸鎖乳突筋の硬直を検査しなければならないときに、この動きが関節によって制限されていることが多い（頚椎の病変）。

PIR：患者は伸張位から屈曲方向へ頭部を最小力で押しながら、10秒息を吸い、治療側へ視線を向ける。

息を吐きながら視線を反対側へ向けている間に、筋肉をやさしく伸張する。

よくある関連障害

鞭打損傷などで硬直とトリガーポイントが形成されると咬合に影響するため、顎関節に障害があるときは必ず胸鎖乳突筋を検査する。また、顎関節症（CMD）は上部頚椎の障害とつねに関連していることから、胸鎖乳突筋はCMDを調べるのに適した分節判別筋である。運動神経支配は第XI脳神経のほかに、C2とC3から行われている。

頚部の筋筋膜痛や頭痛では、基本的に胸鎖乳突筋を検査して治療する必要がある。

圧迫障害：頭蓋底（頚静脈孔）のあたりに病変があると、副神経が刺激されることがある。

胸鎖乳突筋（SCM） M. sternocleidomastoideus 233

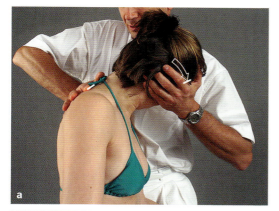

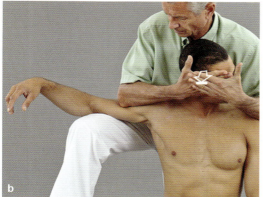

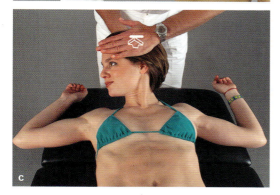

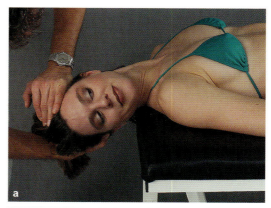

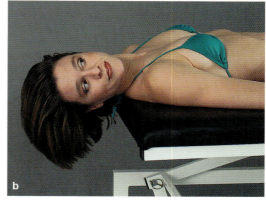

図 2.569 胸鎖乳突筋、伸張テストと等尺性収縮後リラクゼーション（PIR）、収縮期

図 2.568 胸鎖乳突筋のテスト、座位（aとb）、仰臥位（c）。図 b では同時に鎖骨の関節のチャレンジを行っている

鎖骨下筋　M. subclavius

解剖学
起始：第1肋骨の上面。軟骨と骨の境界まで
停止：鎖骨の下面。鎖骨の中央まで

作用
鎖骨を前下方へ引く。上肢を挙上しながら鎖骨を調和して回旋するには、この筋が正常に働くことが欠かせない。

テスト
肢位：患者は肘を伸ばしたまま上肢を180°外転する（上肢はまっすぐ上方を指す）。上肢を外旋する（手掌は前内側を指す）。
接触：内側から前腕。
安定：反対側の肩。
患者：上肢を伸ばしたまま反対側へ引く。
検査者：それに対して、外転／内転時に上肢が描く弧の接線方向で、外側へ向けて支える。
他方の手でテスト中の鎖骨を触診することもできる。テスト中に可動性が増すときは、筋肉の弱化を示す。

両側のテストでは、安定させる必要はない。
ほかにも、鎖骨下筋にアプライド・キネシオロジーのセラピーローカリゼーションを行い、正常反応のインディケーター筋をテストして間接的にテストしてもよい。
テスト時の注意点：患者は肘を曲げてはいけない。上記のテストベクトルを必ず守ること。

筋筋膜症候群
伸張テスト：伸張テストでとくにわかることはない。触診を行うと過緊張が判断できる。
PIR：できない。治療は筋膜フラッシュの深部マッサージ、トリガーポイント注射、ドライニードリングでのみ可能。
圧迫原因：肋鎖の圧迫がある場合、鎖骨下筋が関係している。この筋が過緊張になっていると、肋鎖の間隙がさらに狭まることがある。

よくある関連障害
肩の機能に障害があるときは、必ず鎖骨下筋を検査する。
圧迫障害：神経根C5の病変、斜角筋症候群。

運動神経支配：鎖骨下筋神経、C（4）、5、6
栄養素：Mg

鎖骨下筋 M. subclavius 235

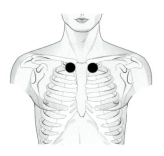

図 2.570 鎖骨下筋、神経リンパ反射点(NL) 前面

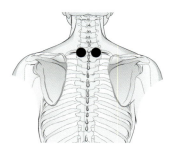

図 2.573 鎖骨下筋、神経リンパ反射点(NL) 後面

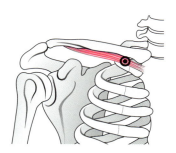

図 2.571 鎖骨下筋、解剖図

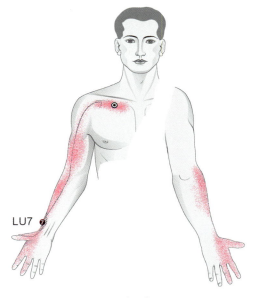

図 2.574 鎖骨下筋、トリガーポイント、関連痛、効果的な遠位穴

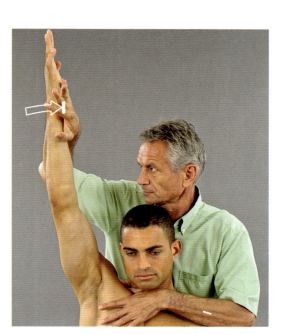

図 2.572 Beardallによる鎖骨下筋のテスト

肩甲下筋　M. subscapularis

解剖学
起始：肩甲骨の前面ほぼすべて。肩甲下窩
走行：外側へ向けて収束。内側のあたりは腹側から前鋸筋に覆われる
停止：上腕骨小結節、肩関節包下部

作用
上腕骨の内旋と内転。外転時に関節窩内の上腕骨頭の前方を安定させる（ローテーターカフ）。
弱化の徴候：立位で上肢が外旋している（手掌は前方を向く）。

テスト
肢位：上腕を90°外転し、肘を90°屈曲する。その後、上腕を完全に内旋する。上腕の外転を90°より小さくすると頭側の線維が、90°で完全に外転すると尾側の線維がテストされる。
接触：前腕遠位の掌側面。豆状骨あたりにある瀉穴HT7への接触は避ける。
安定：橈側から肘。
患者：上肢を全力で内旋する。この動きを事前に何度も練習しておくとよい。
検査者：それに対して外旋方向で支える。

テスト時の注意点：上腕の内旋が足りないとテストが正確に行えない。支点としての肘の安定が十分でなかったり、患者が肩を上げていたりしても、動員などで正確な結果が得られない。この場合は、別の方法で安定させてもよい（図2.583）。検査者は片手で患者の肩をつかみ、前腕を患者の肘に外側からあててテスト時の患者の動きを支える。テストを行う手は、上記と同じように前腕の遠位に接触させる。

筋筋膜症候群
伸張テスト：上腕を90°外転し、完全に外旋する。
PIR：患者は伸張位からわずかな力で上腕を内旋方向へ押す。呼気中に、治療者は外旋方向へ軽く伸張する。

運動神経支配：肩甲下神経、C5、6、(7)
内臓‑体壁分節（TSライン）：Th2
肋骨ポンプゾーン：肋間腔、肋横突関節1、2、6、10
内臓：心臓
経絡：心経
栄養素：Vit. E、B$_2$、B$_3$、Mg、L‑カルニチン

肩甲下筋　M. subscapularis　**237**

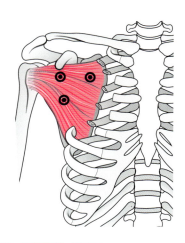

図 2.575　肩甲下筋、解剖図

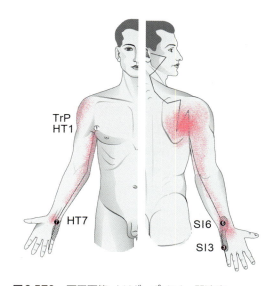

図 2.578　肩甲下筋、トリガーポイント、関連痛、効果的な遠位穴

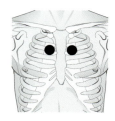

図 2.576　肩甲下筋、神経リンパ反射点(NL) 前面

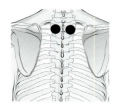

図 2.579　肩甲下筋、神経リンパ反射点(NL) 後面

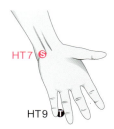

図 2.577　肩甲下筋、瀉穴(S)、補穴(T)

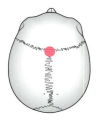

図 2.580　肩甲下筋、神経血管反射点(NV)

よくある関連障害

多くの場合、肩甲下筋は前鋸筋のように肩の機能障害で第一に治療すべき筋肉である。拮抗筋である外旋筋、とくに棘下筋の弱化が原因で、肩甲下筋が過緊張、短縮することがある。

「凍結肩」（Frozen shoulder）のときは、必ず肩甲下筋を検査する。

圧迫障害：神経根C6の病変（椎間孔C5/C6）、斜角筋症候群。

肩甲下筋　M. subscapularis　　**239**

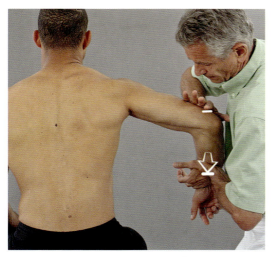

図 2.581　肩甲下筋のテスト、尾側の線維。
頭側の線維は肩を 45-60°ほど外転してテストする

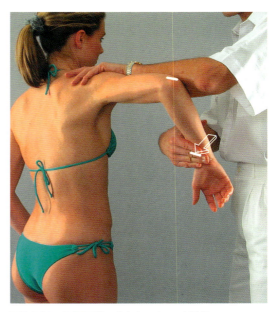

図 2.583　肩甲下筋のもう 1 つのテスト肢位。
患者が肩を上げてしまう場合に用いる

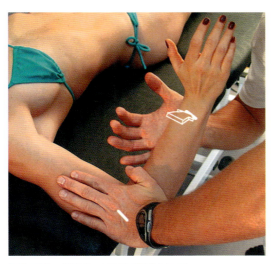

図 2.582　仰臥位での肩甲下筋のテスト。
瀉穴 HT7 への接触は避ける

回外筋　M. supinator

解剖学
起始：上腕骨外側上顆、尺骨の後面（回外筋稜）、肘関節の外側側副靱帯、橈骨輪状靱帯
走行：近位から遠位へねじれるように橈骨にまきつき、橈骨の前面へ向かう
停止：橈骨の掌側面で、近位1/3

作用
前腕の回外。
弱化の徴候：上肢を下垂したときに回内している。

テスト
肢位：肩と肘を完全に屈曲する（上腕二頭筋の作用を抑える）。前腕を回外させる（図2.584）。
安定：肘。
接触：前腕の遠位をつかむ。
患者：回外方向へ押す。
検査者：それに対して回内方向で支える。

他のテスト
肢位：上腕を45°伸展する（上腕二頭筋の作用を抑える）。完全に回外する（図2.590）。
安定：肘。
接触：前腕の遠位をつかむ。
患者：抵抗に反して回外方向へ押す。
テスト時の注意点：手関節に痛みを起こさないようにする。上腕の回旋は避ける

筋筋膜症候群
伸張テスト：肘を伸展して回内する。このとき、上腕を内旋させない。
PIR：肘を支持して伸展し、完全に回内させておく。回内位の抵抗に反して、ごくわずかに回外方向へ収縮させる。弛緩期に、回内方向でやさしく伸張する。
圧迫原因：「回外筋症候群」：この筋が過緊張していると、橈骨神経の深枝が圧迫される。その結果、指伸筋、尺側手根伸筋、長母指外転筋、長母指伸筋、短母指伸筋、示指伸筋が弱化する。

よくある関連障害
「テニス肘」。とくにバックハンドのプレーでは、肘を軽く曲げておくよう注意する。尺屈は避ける。どちらの場合も、スイングの最後に回外筋が弱化する。回外筋、腕橈骨筋、橈側手根伸筋の筋腹あたりにパッド付の肘サポーターを着けておくと、こうした筋肉の負荷をある程度抑えられる。
圧迫障害：神経根C6の病変（椎間孔C5/C6）、胸郭出口症候群、橈骨神経溝症候群。

運動神経支配：橈骨神経、C5、6、(7)
内臓：胃
経絡：胃経
栄養素：Ca、Mg、Fe、ホスファターゼ、Vit. B_5、PUFA

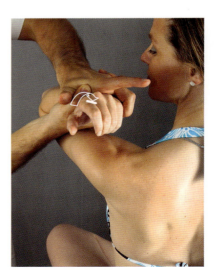

図2.584　回外筋のテスト

回外筋　M. supinator　**241**

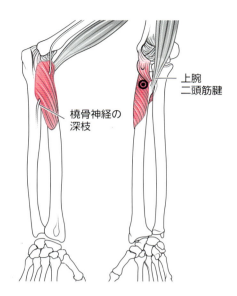

図 2.585　回外筋、解剖図

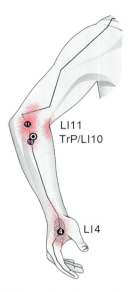

図 2.586　回外筋、トリガーポイントと効果的な遠位穴

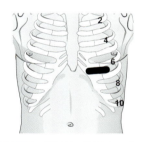

図 2.587　回外筋、神経リンパ反射点（NL）前面

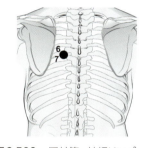

図 2.588　回外筋、神経リンパ反射点（NL）後面

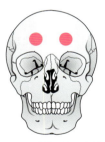

図 2.589　回外筋、神経血管反射点（NV）

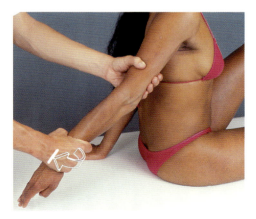

図 2.590　回外筋のテスト

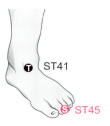

図 2.591　回外筋、瀉穴（S）、補穴（T）

棘上筋　M. supraspinatus

解剖学
起始：棘上窩の内側2/3
走行：肩峰下の外側・上腕骨頭へ向かう。肩峰下包によって肩峰とわかれている
停止：上腕骨大結節の上部、関節包

作用
上腕骨の外転。棘上筋は、20°までの外転の主動筋である。上腕骨頭を関節窩内に保ち、そのためにつねに筋緊張しており、関節包を張っている。
弱化の徴候：極度に弱化しているときのみ、上肢を外転しようとすると胸部が側屈する。

テスト
肢位：肘を伸展したまま、上肢を回旋させずに15-25°外転する。
接触：前腕の遠位。他方の手は肩鎖関節に置いて、運動のずれを触診する。
安定：必要であれば（立位や座位などで）、反対側の肩を安定させる。
患者：肘を伸ばしたまま、最大力で外側へ押す。
検査者：それに対して内転方向で支える。
テスト時の注意点：肘は完全に伸ばしたままにする。三角筋が動員されるため、患者が上体を側屈させてはいけない。

筋筋膜症候群
伸張テスト：上肢を内旋、内転する。患者は反対側の肩甲骨へ手を伸ばす。
PIR：患者は伸張位から外転方向へ軽く収縮させる。内転方向で伸張する。

よくある関連障害
棘上筋腱症（有痛弧（painful arc）を伴うインピンジメント症候群）。棘上筋はローテーターカフ内のアンバランスに関与していることが多い。
圧迫障害：神経根C5に病変があると、棘上筋などの肩外転筋が弱化する。肩甲横靱帯のあたりの圧迫（肩甲上神経症候群）。この障害はまず棘下筋に現れ、前鋸筋や菱形筋によって肩甲骨が不安定な場合にとくによく見られる。

> **運動神経支配**：肩甲上神経、C4、5、6
> **肋骨ポンプゾーン**：肋間腔、肋横突関節1、11
> **内臓**：脳、下垂体、食道
> **経絡**：任脈（CV, Ren）
> **栄養素**：PUFA、抗酸化物質、コリン

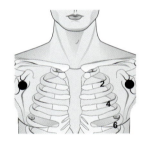

図 2.592　棘上筋、神経リンパ反射点（NL）前面

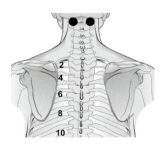

図 2.593　棘上筋、神経リンパ反射点（NL）後面

棘上筋 M. supraspinatus **243**

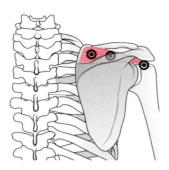

図 2.594 棘上筋、解剖図

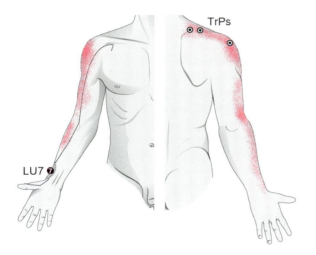

図 2.595 棘上筋のトリガーポイントと効果的な遠位穴

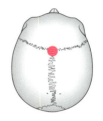

図 2.597 棘上筋、神経血管反射点（NV）

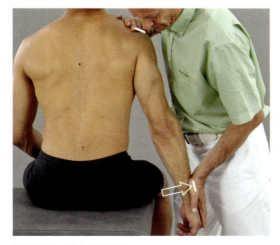

図 2.596 棘上筋のテスト

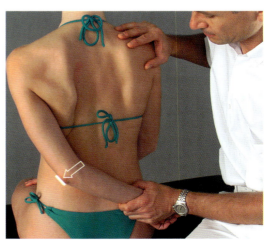

図 2.598 棘上筋、等尺性収縮後リラクゼーション（PIR）、収縮期

大腿筋膜張筋　M. tensor fasciae latae

解剖学
起始：上前腸骨棘、腸骨稜の前部
走行：大腿の近位から中1/3の移行部で、大腿筋膜の腸脛靱帯に移行する
停止：前方の線維は外側膝蓋支帯と膝蓋靱帯に、後方の線維は腸脛靱帯を介して脛骨の外側顆

作用
大腿骨の屈曲、外転、内旋。後方の線維は膝を伸展位に保つ。大腿筋膜張筋は腸脛靱帯を介して、共同筋である大殿筋とともに膝の外側を安定させる。
弱化の徴候：屈曲時に膝の外側安定性が十分でない。場合によって内反膝。

テスト
肢位：仰臥位でテストする。膝を伸展したまま、下肢を30°外転、30°屈曲、完全に内旋する。
接触：外側から下腿の遠位。
安定：外側から反対側の下腿。
患者：下肢を伸ばしたまま外上方へ押す。
検査者：それに対して、反対側の足の方向で支える。
テスト時の注意点：患者は下肢を外旋したり膝を曲げたりしてはいけない。テスト前は、検査者が外上方から下肢を完全に支えておく。患者が収縮を始める瞬間、検査者は手を面にして収縮ベクトルの方向のみに接触する。

筋筋膜症候群
伸張テスト：患者は診察台の端に側臥位になり、骨盤の前面を台に対して約45°に傾ける。下側の下肢を曲げて安定させる。検査者は自分の身体を使ってこの肢位を安定させ、下肢を診察台から出して下方へ向けて伸展、内転、外旋する。
PIR：患者は伸張位から外転・屈曲・内旋の方向へ軽く持ち上げる。呼気中は、伸ばした下肢の自重だけで伸張する。

よくある関連障害
外側の大腿痛、外側の膝痛、骨盤の病変。両側に機能的弱化があるときは、鉄欠乏性貧血の可能性がある。
圧迫障害：神経根L5の病変、腸腰靱帯症候群、梨状筋症候群（梨状筋上孔を通るときに上殿神経が圧迫される）。

> **運動神経支配**：上殿神経、L4、5、S1
> **肋骨ポンプゾーン**：肋間腔、肋横突関節3、10
> **内臓**：大腸
> **経絡**：大腸経
> **栄養素**：Fe（両側の機能的弱化のとき）、腸内共生生物（乳酸菌、大腸菌）、L-グルタミン
> **SRの所属**：L3

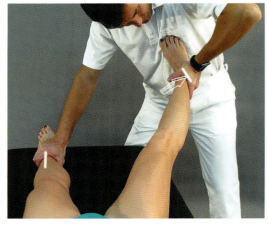

図2.599　大腿筋膜張筋のテスト

大腿筋膜張筋　M. tensor fasciae latae　　**245**

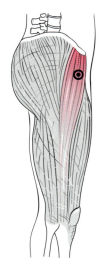

図 2.600　大腿筋膜張筋、解剖図

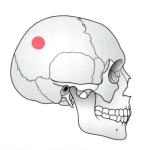

図 2.602　大腿筋膜張筋、神経血管反射点（NV）

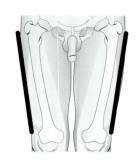

図 2.604　大腿筋膜張筋、神経リンパ反射点（NL）前面

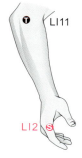

図 2.603　大腿筋膜張筋、瀉穴（S）、補穴（T）

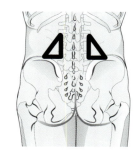

図 2.605　大腿筋膜張筋、神経リンパ反射点（NL）後面

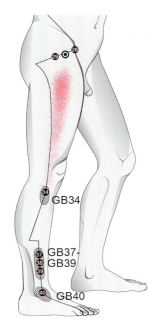

図 2.601　大腿筋膜張筋、トリガーポイントと効果的な遠位穴

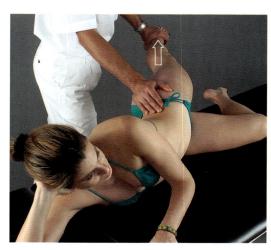

図 2.606　大腿筋膜張筋の等尺性収縮後リラクゼーション（PIR）、収縮期

大円筋　M. teres major

解剖学
起始：肩甲骨の後面で下角のあたり、肩甲骨外側縁の下1/3
走行：外上方へ向かって上腕骨の前面へ
停止：上腕骨小結節、広背筋の線維とともに

作用
上腕骨の内旋、内転、伸展。
弱化の徴候：立位で上肢がかなり外旋している。

テスト
肢位：肘を90°屈曲して上腕骨を内旋し、手背を背側の腸骨稜にもってくる。このとき、上腕骨を最大に伸展、内転する（肘が後方へ向かう）。
一側のテスト：主に立位か座位で行う（肩の治療）。
接触：内側から肘。
安定：他方の手と胸部を使って患者の体幹を安定させる。
両側のテスト
肢位：両側のテストは腹臥位で行うのがよい。このときは両肘に同時に圧をかけると安定する。
患者：肘を全力で後方へ押す。
検査者：それに対して、上腕骨の内転時に肘が描く弧の接線方向で支える。
テスト時の注意点：上腕骨の伸展と内転が十分でない。接触が強いと肘に痛みが起こる。

筋筋膜症候群
伸張テスト：上肢を外転、外旋する（上肢は頭部の後方に来る）。
PIR：患者は息を吸いながら、伸張位から内転方向へ押す（外側へ向けて）。呼気中に、治療者は軽く伸張する。

よくある関連障害
両側の機能的弱化は、胸椎のフィクセーションを示す。
圧迫障害：神経根C6の病変（椎間孔C5/C6）、斜角筋症候群。

> **運動神経支配**：C5、6、7、肩甲下神経、ときとして胸背神経
> **肋骨ポンプゾーン**：肋間腔、肋横突関節9
> **内臓**：脊柱
> **経絡**：督脈（GV、Du）
> **栄養素**：酸塩基平衡を制御する物質（Leaf, 1996）、Zn

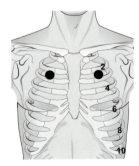

図2.607　大円筋、神経リンパ反射点（NL）前面

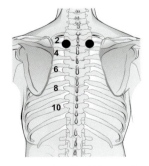

図2.608　大円筋、神経リンパ反射点（NL）後面

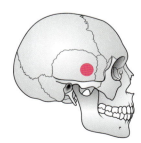

図2.609　大円筋、神経血管反射点（NV）

大円筋　M. teres major　　**247**

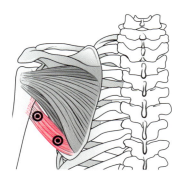

図2.610　大円筋、解剖図

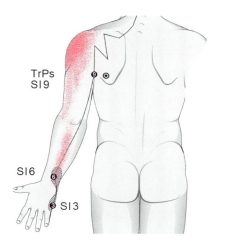

図2.611　大円筋、トリガーポイントと効果的な遠位穴

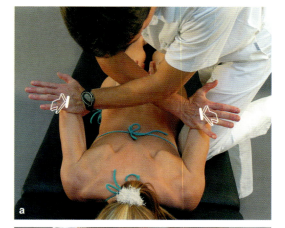

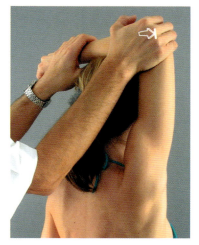

図2.612　大円筋の等尺性収縮後リラクゼーション（PIR）

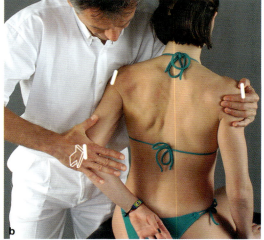

図2.613　大円筋のテスト、両側（a）と一側（b）

小円筋　M. teres minor

解剖学
起始：肩甲骨の後面で、外側縁の中1/3のあたり
走行：外上方へ
停止：上腕骨大結節の下部、肩関節包

作用
上腕骨の外旋。わずかに内転、伸展する作用もある。上腕骨頭を関節窩内で安定させるので、上腕骨の屈曲・外転時にも活動する。
弱化の徴候：立位で上肢がかなり内旋している。

テスト
肢位：肘を90°屈曲し、上腕を10-20°外転してほぼ完全に外旋する。外転によって、小円筋の線維に対してほぼ直角の位置に上腕骨をもってくる。
接触：外側から前腕の遠位。
安定：他方の手で肘を内側から安定させる。ただし、瀉穴TE10への接触は避ける。
患者：肘を身体のほうへ引きながら、前腕を最大力で外側へ回すのがもっともよい。
検査者：それに対して内旋方向で支える。
テスト時の注意点：外旋が足りない。上肢が外旋でなく外転している。外転しすぎると（20-30°超）、棘下筋が過剰に動員される。肘を確実に安定させること。

筋筋膜症候群
伸張テスト：肘を曲げたまま、上肢を外転、内旋する。この肢位では、大円筋や広背筋、とくに棘下筋もある程度伸張される。鑑別は触診、または肩甲骨へ手を伸ばすテストで行う。外旋筋（小円筋、棘下筋）が短縮していると、患者の手は腰部までしか届かない。
PIR：患者は息を吸いながら、伸張位から内転・外旋方向へ軽く押す。呼気中に、治療者は外転・内旋方向へ軽く伸張する。

よくある関連障害
甲状腺の機能障害、肩の問題。
圧迫障害：神経根C5またはC6の病変、斜角筋症候群、肋鎖症候群、小胸筋症候群。

> **運動神経支配**：腋窩神経（C5、6）
> **肋骨ポンプゾーン**：肋間腔、肋横突関節3
> **内臓**：甲状腺
> **経絡**：三焦経
> **栄養素**：ヨウ素、Se、Zn、Mg、Vit. A、ビタミンB複合体、チロシン

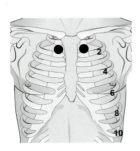
図2.614　小円筋、神経リンパ反射点（NL）前面

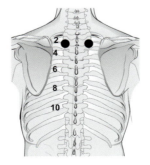
図2.615　小円筋、神経リンパ反射点（NL）後面

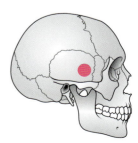
図2.616　小円筋、神経血管反射点（NV）

小円筋　M. teres minor　**249**

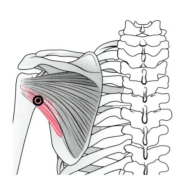

図 2.617　小円筋、解剖図

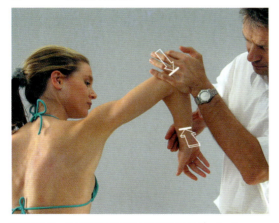

図 2.618　小円筋の等尺性収縮後リラクゼーション（PIR）、収縮期

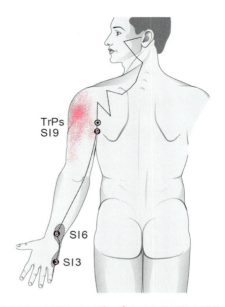

図 2.619　小円筋、トリガーポイントと効果的な遠位穴

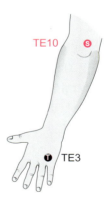

図 2.620　小円筋、瀉穴（S）、補穴（T）

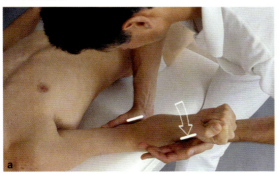
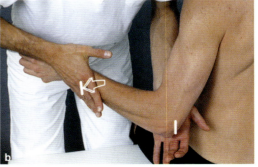

図 2.621　小円筋のテスト

前脛骨筋 M. tibialis anterior

解剖学

起始：脛骨の外側顆と外側面の上2/3、骨間膜、下腿筋膜

走行：下腿の腓骨とのコンパートメントでもっとも前方の筋肉

停止：内側楔状骨と第1中足骨底の内背面

作用

距腿関節で足を背屈。距骨下関節と距腿関節で足を回外。

弱化の徴候：外反下垂足、歩行時の「扁平足」。

テスト

肢位：患者は仰臥位になる。右の前脛骨筋をテストするのであれば、検査者は診察台の下端に立って右手で患者の足を内下方からつかみ（四指が足底にくる）、完全に回外させる（図2.625a）。このとき、肘を患者の頭部へ向けて、上肢をテストベクトルの方向に合わせる。足を背屈させる。可能であれば、母趾を屈曲しておく。ただし痛みが生じてはいけない。

安定：左手で踵。

患者：前足部の回外を保ったまま、全力で頭側へ向けて引く。

検査者：それに対して底屈・外反の方向で支える。左の前脛骨筋をテストするには、左右の手を逆にする。

別のテスト肢位

接触：右の前脛骨筋をテストするには、検査者は右手の四指を内背側から前足部にあててつかむ（図2.625b）。母指球は患者の母趾球にあてる。足を回外、背屈する。

安定：左手で踵を外下方から安定させる。ここで

は他動的に母趾を屈曲してよい。

患者：回外・背屈の方向へ、頭側へ向けて前足部を引く。

検査者：それに対して、底屈・外反の方向へ引いて支える。このとき、前腕をテストベクトルの方向へ運ぶこと。左の前脛骨筋のテストでは左右の手を逆にする。

テスト時の注意点：足の肢位とテストベクトルは必ず上記を守ること。検査者のどちらの手でも痛みを生じさせてはいけない（母趾中足指節関節症など）。

筋筋膜症候群

伸張テスト：患者の足を底屈、外反する。

PIR：患者は息を吸いながら、伸張位から背屈・内反の方向へ軽く押す。検査者はそれに対して支える。呼気中に、伸張位の方向へ軽く伸張する。

よくある関連障害

前脛骨筋が過緊張していると、大小腰筋や広筋群が反射抑制され、歩行障害が生じることがある（歩幅が小さい）。腓腹筋やヒラメ筋が過緊張で短縮していれば、前脛骨筋が反射抑制され得る。また、前脛骨筋の抑制で、下腿三頭筋が短縮、過緊張になることがある。

圧迫障害：梨状筋症候群、腓骨管症候群。前脛骨筋は、運動神経根L4（椎間円板L3/4、椎間孔L4/5）の病変を調べるのに適した分節判別筋である（Patten, 1998; Walther, 2000）。文献によってはL5も含めている。

運動神経支配：深腓骨神経、L4、5、S1
肋骨ポンプゾーン：肋間腔、肋横突関節6、8
内臓：膀胱
経絡：膀胱経
栄養素：Vit. A、ビタミンB複合体、K
SRの所属：L4

前脛骨筋 M. tibialis anterior 251

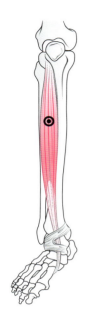

図2.622 前脛骨筋、解剖図

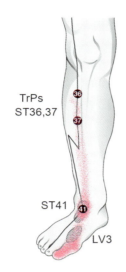

図2.623 前脛骨筋、トリガーポイントと効果的な遠位穴

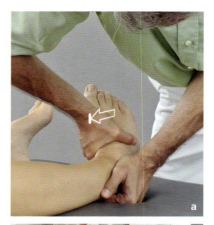

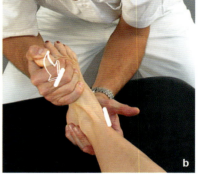

図2.625 前脛骨筋のテスト。母趾は屈曲させておき（図b）、動員を避ける

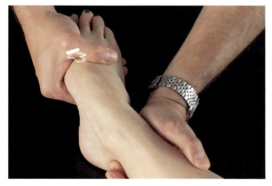

図2.624 前脛骨筋の等尺性収縮後リラクゼーション（PIR）

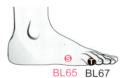

図2.626 前脛骨筋、瀉穴（S）、補穴（T）

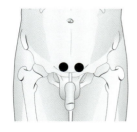

図2.627 前脛骨筋、神経リンパ反射点（NL）前面

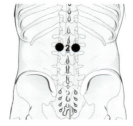

図2.628 前脛骨筋、神経リンパ反射点（NL）後面

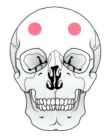

図2.629 前脛骨筋、神経血管反射点（NV）

2　筋肉

後脛骨筋　M. tibialis posterior

解剖学
起始：脛骨の後面の外側部、腓骨の内側面の近位2/3、骨間膜

走行：下腿背側の筋群の深層で、長母趾屈筋や長趾屈筋と同じ層。腱はすべて足根管を通る

停止：舟状骨粗面。一部の腱は載距突起。楔状骨、第2-4中足骨底

作用
足の内反と底屈。足アーチを支持する。

弱化の徴候：外反下垂足。つま先歩行が困難で、足に体重がかかると短母趾屈筋が弱化する（足根管の圧迫）。

テスト
肢位：検査者は診察台の下端に立つ（図2.636）。患者は仰臥位になる。

接触：右の後脛骨筋をテストするには、右手の四指を底側にあてて足を内側からつかみ、底屈、内反させる。

安定：左手で踵骨を外側から。

患者：足を全力で下内側へ押す。

検査者：それに対して背屈・外反の方向で支える。力の方向は、下方から上方、内側から外側で圧をかける。

左の後脛骨筋をテストするには左右の手を逆にする。

テスト時は、前脛骨筋の腱を押し上げて動員させないように気をつける。

接触の方法を変えることも可能：

接触：検査者は診察台の下端の右側に立つ（図2.637）。右手を下方からもってきて、患者の右足を下内側からつかみ、底屈、内反させる。

安定：左手で踵骨を外側からつかむ。

患者：前記のテストベクトルを必ず守ること。左の足をテストするには左右の手を逆にする。

テスト時の注意点：底屈が十分でないと、前脛骨筋が過剰に動員される。検査者のどちらの手でも痛みを生じさせてはいけない。

筋筋膜症候群
伸張テスト：足を外反、背屈、回内させる。

PIR：患者は治療者の抵抗に反して、伸張位から内反・底屈の方向へ軽く収縮させる。弛緩期に、伸張位の方向へ軽く伸張する。

圧迫原因：判明していない。後脛骨筋は血管運動神経索の下にある。

運動神経支配：脛骨神経、L5、S1
肋骨ポンプゾーン：肋間腔、肋横突関節3、8
内臓：副腎
経絡：心包経（循環・性）
栄養素：チロシン、Vit. B_3、B_5、B_6、B_9、B_{12}、C、薬用人参などの副腎強壮剤
SRの所属：L1、5、S1

後脛骨筋　M. tibialis posterior　**253**

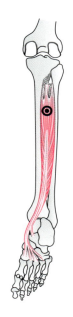

図2.630　後脛骨筋、解剖図

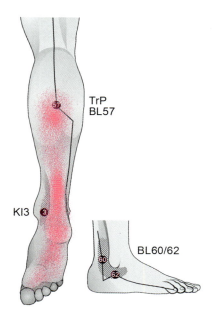

図2.632　後脛骨筋、トリガーポイントと効果的な遠位穴

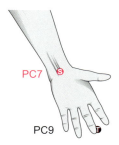

図2.631　後脛骨筋、瀉穴(S)、補穴(T)

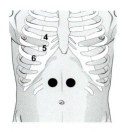

図2.633　後脛骨筋、神経リンパ反射点(NL)前面

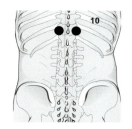

図2.634　後脛骨筋、神経リンパ反射点(NL)後面

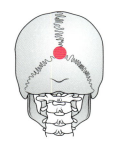

図2.635　後脛骨筋、神経血管反射点(NV)

よくある関連障害

外反下垂足。この場合たいてい、踵骨外側のあたり、膝の内側、大転子、腰部の脊柱起立筋、菱形筋、前斜角筋、翼突筋で、典型的な触診痛が見つかる(Leaf, 1996)。

圧迫障害：神経根L5の病変（椎間円板L4/L5）、腸腰靱帯症候群、梨状筋症候群、膝窩筋症候群。Patten(1998)によれば、神経根S1（椎間円板L5/S1）に病変があると後脛骨筋が弱化する(腓腹筋も)。

後脛骨筋　M. tibialis posterior　**255**

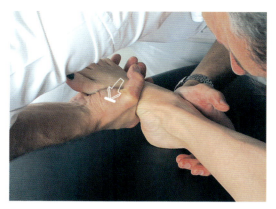

図2.636　後脛骨筋のテスト

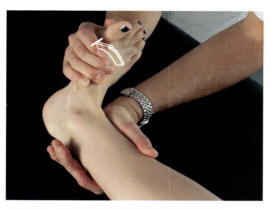

図2.638　後脛骨筋の等尺性収縮後リラクゼーション（PIR）

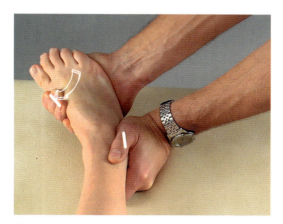

図2.637　後脛骨筋、もう1つのテスト肢位

2 · 筋肉

僧帽筋　M. trapezius

僧帽筋下部（上行部）
M. trapezius, Pars inferior (Pars ascendens)

解剖学
起始：Th6-12の棘突起
走行：背筋でもっとも浅層。線維は外側へ向かって扇状に収束
停止：肩甲棘の内側1/3

作用
肩甲骨の後退と下制。肩甲骨の回旋（関節窩が上方へ回る）。内側縁は脊柱の方へ・下方へ引かれる。これによって、脊柱の直立を助ける。
弱化の徴候：立位で肩がかなり前方に来て、高くなっている。両側の弱化では、胸椎がかなり後弯していることがある。全体として円背のような姿勢になる。

テスト
肢位：腹臥位が一般的（図2.640）。テスト側を診察台の端にもってくる。肘を伸ばしたまま、上肢を130°外転、外旋する。母指は上方を指す。頭部は反対側へ回してよい。
仰臥位でテストすることもできる（図2.642）。肩甲骨下角を触診して安定性をチェックするのは難しくなるが（下記を参照）、通常、患者をより安定させることができる。
座位か立位でテストするときは、腹側から肩を安定させる必要がある。
接触：腹側から患者の前腕。

安定：他方の手を胸郭に置いて安定させる。
患者：上肢を伸ばしたまま全力で上方（背側）へ押す。
検査者：それに対して下方（腹側）へ向けて支える。重要なのは、内下方へ向かう下角の安定性である。これを観察する。
テスト時に下角や肩甲骨が動かず、上肢が後方へ向かって安定しないときは、背側の肩関節安定筋が弱化している（とくに三角筋後部）。
テスト時の注意点：平均的患者の力に対して上肢のレバーアームが長いため、力を慎重に加減してテストを行う必要がある。三角筋後部と僧帽筋下部の作用は、上記の方法で区別する。

筋筋膜症候群
伸張テスト：実際の伸張テストはできない。トリガーポイントを触診し、関連痛を誘発するには、座位で胸椎の後弯を強め、肩を前方へ丸めた状態で調べる。

よくある関連障害
慢性の肋骨機能障害、胸椎後弯の増大。両側の弱化は、胸腰移行部のフィクセーションを示す。
圧迫障害：神経根C3の病変（椎間孔C2/C3）、頭蓋底の病変（頸静脈孔、ここから副神経が頭蓋を出る）

運動神経支配：脊髄性の副神経、第2・3・4頚神経の前枝
内臓-体壁分節（TSライン）：Th7
肋骨ポンプゾーン：肋間腔、肋横突関節7、11
内臓：脾臓
経絡：脾経
栄養素：Vit. C、カルシウム

僧帽筋：僧帽筋下部（上行部） M. trapezius, Pars inferior (Pars ascendens)

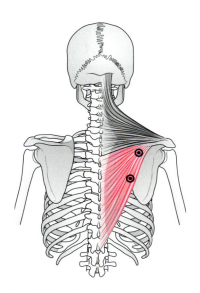

図2.639　僧帽筋下部、解剖図

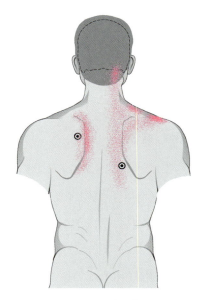

図2.641　僧帽筋下部、トリガーポイントと関連痛。
頭側のトリガーポイントを左側に、
尾側のトリガーポイントを右側に示している

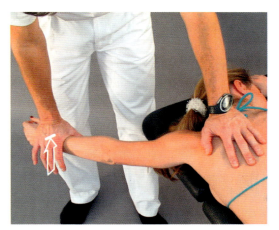

図2.640　僧帽筋上行部のテスト。
運動を触診するため、テスト側の肩甲骨に手を
あててもよい。ただし、手でしっかり安定できなくなる

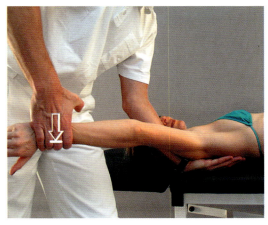

図2.642　僧帽筋上行部のテスト。
肩甲骨の動きを触診する

僧帽筋中部（横行部）
M. trapezius, Pars medialis (Pars horizontalis)

解剖学
起始：Th1-5の棘突起
走行：線維は外側へ水平に向かう
停止：肩甲棘、肩峰

作用
肩甲骨の後退。肩甲骨の挙上を助ける。
弱化の徴候：肩が前突している。円背。

テスト
肢位：患者は腹臥位になり、肘を伸展したまま上肢を90°外転、外旋する（母指は上方（後方）を指す）。
仰臥位でテストすることもできる（図2.646）。肩甲骨を触診して安定性をチェックするのは難しくなるが、通常、患者をより安定させることができる。座位か立位でテストするときは、腹側から肩を安定させる必要がある。
接触：背側から患者の前腕。
安定：他方の手を胸郭に置いて安定させる。
患者：上肢を伸ばしたまま全力で上方（背側）へ押す。
検査者：それに対して下方（腹側）へ向けて支える。内側へ向かう肩甲骨内側縁が安定しているかどうかが重要になる。テスト時に肩甲骨が動かず、上肢が後方へ向かって安定しないときは、肩関節の伸筋が弱化している（とくに三角筋後部）。

テスト時の注意点：平均的患者の力に対して上肢のレバーアームが長いため、力を慎重に加減してテストを行う必要がある。肩関節伸筋と僧帽筋中部の作用は、上記の方法で区別する。

筋筋膜症候群
伸張テスト：あまり有効でない。トリガーポイントは胸筋が短縮している場合の疲労徴候としてできることが多く、その場合は円背が形成されている。

よくある関連障害
慢性の肋骨機能障害。
Leaf（1996）によると、足底筋が過緊張している場合の脊柱起立筋の抑制を確認するには、僧帽筋中部が適している。この場合、立位で抑制を示す僧帽筋は、座位で正常としてテストされる。患者が立って足に体重をかけると、僧帽筋や脊柱起立筋に再び抑制パターンが現れる。場合によっては、前足部のほうに体重をかける必要がある。

圧迫障害：神経根C3の病変、頭蓋底の病変（頸静脈孔、ここから副神経が頭蓋を出る）
運動神経支配：脊髄性の副神経、第2・3・4頸神経の前枝
内臓-体壁分節（TSライン）：Th7
内臓：脾臓
栄養素：Vit. C、カルシウム
経絡：脾経
肋骨ポンプゾーン：肋間腔、肋横突関節7、11

僧帽筋：僧帽筋中部（横行部）　M. trapezius, Pars medialis (Pars horizontalis)

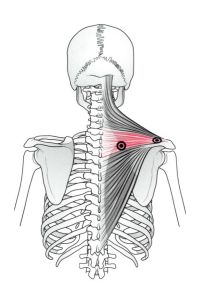

図2.643　僧帽筋中部、解剖図

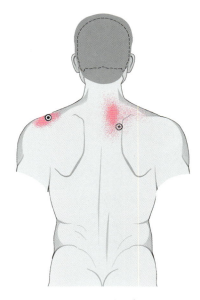

図2.645　僧帽筋中部、トリガーポイントと関連痛。外側のトリガーポイントを左側に、内側のトリガーポイントを右側に示している

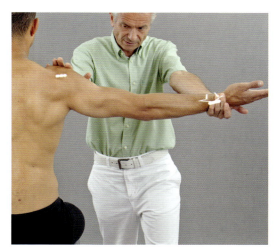

図2.644　僧帽筋横行部のテスト。
運動を触診するため、テスト側の肩甲骨に手をあててもよい。ただし、手でしっかり安定できなくなる

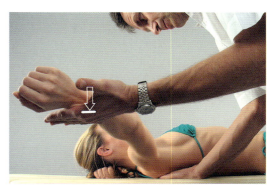

図2.646　僧帽筋中部のテスト、Beardallによる

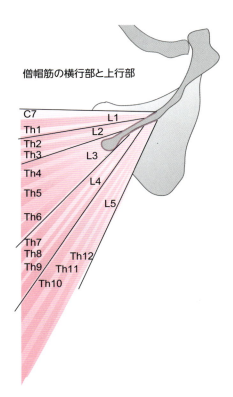

図2.647 僧帽筋の横行部と上行部の脊椎性反射ゾーン

僧帽筋：僧帽筋中部（横行部）　M. trapezius, Pars medialis (Pars horizontalis)

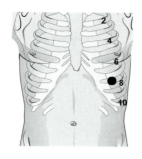

図2.648　僧帽筋の下部と中部、神経リンパ反射点（NL）前面

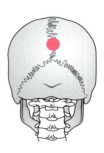

図2.650　僧帽筋の下部と中部、神経血管反射点（NV）

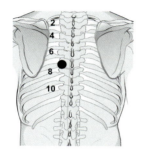

図2.649　僧帽筋の下部と中部、神経リンパ反射点（NL）後面

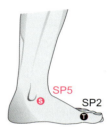

図2.651　僧帽筋の下部と中部、瀉穴（S）、補穴（T）

僧帽筋上部（下行部）
M. trapezius, Pars superior (Pars descendens)

解剖学
起始：外後頭隆起、上項線の内側1/3、項靱帯、C7の棘突起

走行：上方の線維はほぼ垂直に下行し、外側へカーブして鎖骨の外側1/3へ向かう。下方の線維は水平に走行する。浅層で、肩甲挙筋と菱形筋の上にある

停止：鎖骨の外側1/3、肩峰、肩甲棘の外側端の上縁

作用
肩の挙上。肩甲骨の回旋（関節窩が上方へ向かう）。頭部と頚椎の側屈。頭部と頚椎の伸展。反対側への回旋を助ける。肩鎖関節の安定を助ける（三角筋も）。

弱化の徴候：立位で肩が低くなっている。両側の弱化では、頭部前方位姿勢。

テスト
肢位：患者は肩を上げて頭部を側屈し、耳を肩へ近づける。その後、頭部を反対側へ15°ほど回旋する。

接触：テスト側の反対側に立ち、手は面にしてテスト側の頭頂骨のあたり（図2.655）。

安定：他方の手を肩に置く。

患者：肩と耳を全力で近づける。

検査者：それに対して、肩と耳を離す方向で支える。側屈時に頭部が描く弧の接線で圧をかけること。

あるいは、テスト側に立ち、患者の頭部と肩に左右の手をあてる（図2.654）。

テスト時の注意点：肩の挙上が足りない。頭部の回旋が足りない。検査者の肢位が適切でないと患者の最大力に対応できず、弱化を見つけられないことがある。

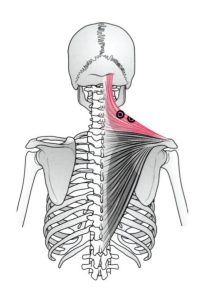

図2.652　僧帽筋上部、解剖図

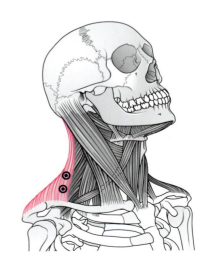

図2.653　僧帽筋上部、解剖図

僧帽筋：僧帽筋上部（下行部）　M. trapezius, Pars superior (Pars descendens)

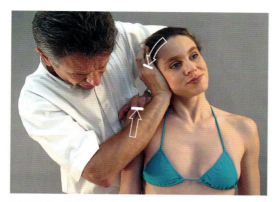

図 2.654　僧帽筋上部のテスト

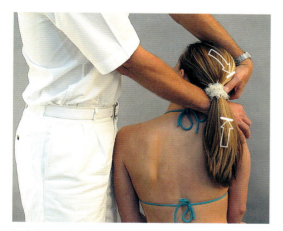

図 2.655　僧帽筋上部のテスト

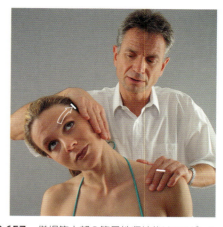

図 2.657　僧帽筋上部の等尺性収縮後リラクゼーション（PIR）、吸気相、収縮期

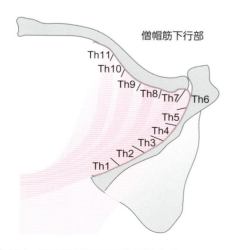

図 2.656　僧帽筋上部の脊椎性反射ゾーン

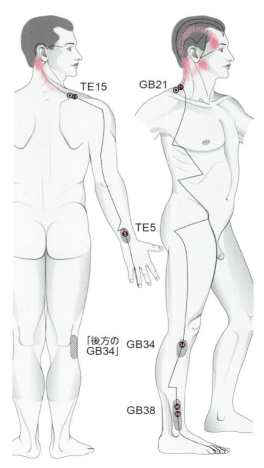

図 2.658　僧帽筋上部、トリガーポイント、関連痛、効果的な遠位穴

筋筋膜症候群

伸張テスト：患者は椅子に座る。頭部を屈曲・反対側への側屈の方向へもっていく。肩は下方へ向けて固定する。

仰臥位でテストすることもできる。治療者は尾側へ向けて肩を押しながら、頭部を反対側へ側屈し、治療側へわずかに回旋する。

PIR：患者は伸張位から中間位の方向へ軽く収縮させる。弛緩期に、治療者は屈曲・反対側への側屈の方向へ軽く伸張する。

よくある関連障害

僧帽筋上部には、肩甲挙筋と同じく非常に頻繁にトリガーポイントが見られる。「心身ストレス筋」といえる筋肉である。

足底筋が過緊張していると脊柱起立筋が抑制され、僧帽筋上部（下行部）も抑制される（Leaf, 1996）。この関係を診断するには、立位と座位で僧帽筋上部をテストする。座位で足底筋に体重がかかっていないときは、僧帽筋上部はテストで正常を示す。

圧迫障害：神経根C3や頭蓋底の側頭後頭接合部のあたり（頚静脈孔）に病変があると、副神経が刺激されることがある。

運動神経支配：副神経(第XI脳神経)、第2-4頚神経
内臓：眼、耳
経絡：腎経
栄養素：Vit. A、B_2、B_3、ビタミンB複合体、バイオフラボノイド、PUFA、Ca

僧帽筋：僧帽筋上部（下行部） M. trapezius, Pars superior (Pars descendens) **265**

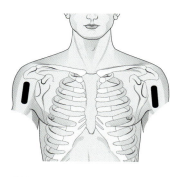

図2.659 僧帽筋上部、神経リンパ反射点（NL）前面

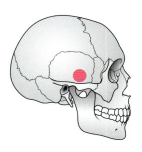

図2.661 僧帽筋上部、神経血管反射点（NV）

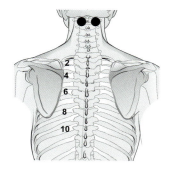

図2.660 僧帽筋上部、神経リンパ反射点（NL）後面

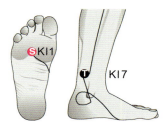

図2.662 僧帽筋上部、瀉穴（S）、補穴（T）

上腕三頭筋、肘筋
M. triceps brachii, M. anconeus

解剖学
起始：
長頭：肩甲骨の関節下結節
外側頭：上腕骨の外後面の近位1/2
内側頭：上腕骨の内後面の遠位1/2（橈骨神経溝の遠位）
肘筋：上腕三頭筋外側頭からつながるように。上腕骨外側上顆の後面
走行：上腕三頭筋の近位の線維は近位-遠位へ向かって、遠位の線維は斜めに走行する
停止：
上腕三頭筋：肘頭の後面、前腕筋膜
肘筋：肘頭の外側面、尺骨の後面の近位1/4

作用
全体で肘関節を伸展。長頭は上腕骨の伸展・内転でともに働く。
弱化の徴候：肘が屈曲している。

肘での伸展作用のテスト
肢位：肘を80°屈曲し、回内・回外については中間位を保つ（3頭の全体テスト）。
Beardall（1982）では、外側頭のテストには前腕を回外、長頭には中間位（母指が上方を指す）、内側頭には回内する。
同文献によると、肘筋は前腕を10°屈曲、回外してテストする。
接触：前腕の遠位。他方の手は腹側から前肘部にあてる。
患者：肘を全力で伸展する。
検査者：それに対して、屈曲時に前腕が描く弧の方向で支える。

肩での伸展作用のテスト
肢位：長頭：肘を90°ほど曲げ、肩を40°ほど伸展してテストする。筋肉が2関節で働くため、テストに最適な筋長を得るには肘を屈曲しておく必要がある。
接触：背側から肘。
安定：腹側から肩。
患者：検査者の抵抗に反して肘を全力で背側へ押す。

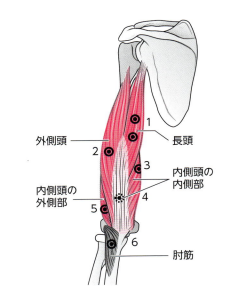

図2.663　上腕三頭筋、解剖図

上腕三頭筋、肘筋　M. triceps brachii, M. anconeus　**267**

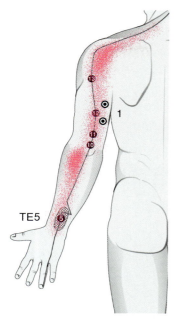

図2.664　上腕三頭筋長頭の
トリガーポイント

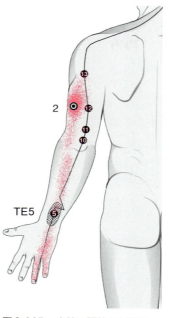

図2.665　上腕三頭筋外側頭の
トリガーポイント

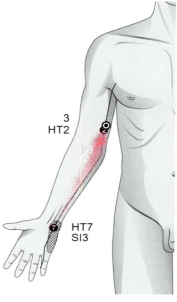

図2.666　上腕三頭筋内側頭の
内側縁のトリガーポイント

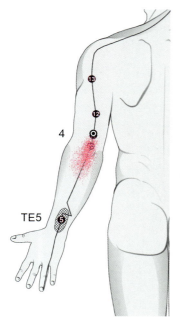

図2.667　上腕三頭筋内側頭の
深層のトリガーポイント

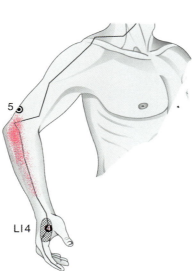

図2.668　上腕三頭筋内側頭の外側縁の
トリガーポイント

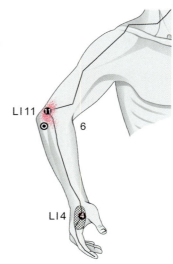

図2.669　肘筋のトリガーポイント

別の全体テスト

肢位： 仰臥位。肩を60-70°ほど、肘を80°ほど屈曲する。

頚椎を調べているときは、特別に座位でテストできる。このときは肩を30-45°ほど伸展し、肘を60°ほど屈曲する。

接触： 患者の前腕。

患者： 抵抗に反して前腕の伸展方向へ押す（Portelli、口頭発表）。このテストには、肩の伸筋による十分な安定が必要になる。

検査者： それに対して、屈曲時に前腕が描く弧の方向で支える。

テスト時の注意点： 肘を90°よりも曲げてはいけない。テスト中、上肢を適切に安定させること。

筋筋膜症候群

伸張テスト： 前腕と上腕をそれぞれ最大に屈曲する。患者は座位でも仰臥位でもよい。

上腕の外転・屈曲力が低下しているときは、上腕三頭筋長頭のあたりに短縮、緊張、トリガーポイントがあることを示している。患者は肘を曲げたまま上腕を耳までもっていけない。

PIR： 検査者は上記の伸張位で前腕の遠位を支持する。患者は息を吸いながら、肩と肘を伸展する（手を頭方へ向かわせる）。呼気中に、治療者は手を尾方へ引いて軽く伸張し、肩と肘をさらに屈曲させる。

圧迫原因： 外側頭にトリガーポイントがあると、橈骨神経溝のあたりで橈骨神経が刺激されることがある。症状として、前腕背側のあたりや手背にジセステジアが生じる（浅枝）。前腕背側の筋群が機能障害を示すことがある（深枝）。

よくある関連障害

上腕骨外側上顆炎は、外側頭の外側線維や三頭筋腱のあたりのトリガーポイントにニードリングを施すことで治療できることが少なくない。

肘筋のトリガーポイントは、外側上顆炎と似た痛みを起こすことがある。

内側頭の内側線維のトリガーポイントが内側上顆炎と似た痛みを起こす、または両者がともに生じることがある。その際は、上顆あたりの骨膜の刺激を治療するほかに、トリガーポイントのニードリングも行う。

圧迫障害： 神経根C7（椎間円板C6/C7）に病変があると、上腕三頭筋が弱化する。斜角筋症候群、肋鎖症候群、小胸筋症候群。

運動神経支配： 橈骨神経、C6、7、8、Th1
肋骨ポンプゾーン： 肋間腔、肋横突関節2、10
内臓： 膵臓
経絡： 脾経（膵臓）
栄養素： Vit. A、B_3、Zn、Se、Cr、Mg、酵素、PUFA

上腕三頭筋、肘筋　M. triceps brachii, M. anconeus　269

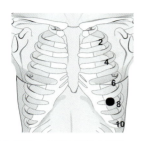

図2.670　上腕三頭筋と肘筋、神経リンパ反射点(NL)前面

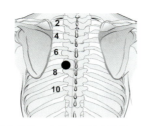

図2.671　上腕三頭筋と肘筋、神経リンパ反射点(NL)後面

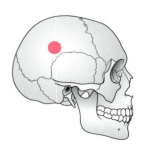

図2.672　上腕三頭筋と肘筋、神経血管反射点(NV)

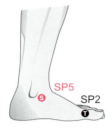

図2.673　上腕三頭筋、瀉穴(S)、補穴(T)

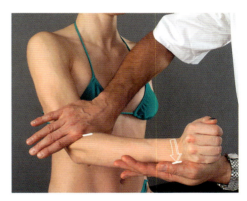

図2.676　上腕三頭筋長頭のテスト

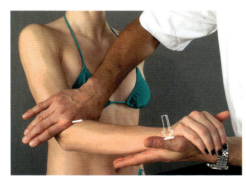

図2.674　上腕三頭筋内側頭のテスト

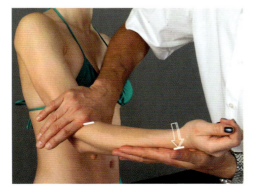

図2.675　上腕三頭筋外側頭のテスト

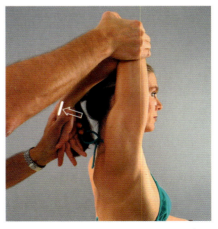

図2.677　上腕三頭筋の等尺性収縮後リラクゼーション(PIR)、収縮期

横隔膜

解剖学

起始：

胸骨部：剣状突起の内面

肋骨部：第7-12肋軟骨の内面

腰椎部：右脚は第1-4腰椎体。左脚は第1-3腰椎体。大小腰筋の上方にある内側弓状靭帯は、第1腰椎体からその肋骨突起まで。腰方形筋の上方にある外側弓状靭帯は、第1腰椎体の肋骨突起から第12肋骨の先端まで

孔：もっとも腹側でやや右：大静脈孔

正中線のやや左：食道裂孔（右脚と左脚が交差した線維に囲まれる）

右脚と左脚の間：大動脈裂孔

停止：腱中心。ドーム状の横隔膜の中央にある平たい腱膜で、ここにすべての筋線維が向かう

作用

横隔膜は主要呼吸筋である。この筋が収縮すると、横隔膜のドームが下がる。胸腔と腹腔の圧が変わるため、血液やリンパ液を運ぶ作用がある。右脚と左脚は噴門の括約を助ける。オステオパシーでいわれるとおり、横隔膜が動けば内臓の動きが活発になる。

弱化の徴候：横隔膜が抑制されている側で胸腔の動きが低下している。腹式呼吸が減少している。肺活量と1秒量が減少している。

テスト

横隔膜は直接はテストできない。以下の機能テストを用いる。

1. **Sniderテスト**（Walther, 2000）：患者の開けた口の15 cm前方に、火をつけたマッチをもってくる。呼気は上顎の切歯にあたって下方へ向かうので、炎を口から10 cmほど下げておく。患者は大きく口を開けたまま、一息で炎を吹き消す。これは簡易なテストである。より正確には、1秒量の測定や努力呼気テストを行う。

2. **触診：**吸気時の下部肋骨の動きを左右で比較する。検査者は左右の手を下胸部の側方にあてる。動きの少ない側は横隔膜が機能障害であることを示している。この側では大小腰筋の過緊張によって横隔膜が反応して弱化し、下肢の内旋が増していることも多い（リアクティブパターン、Garten, 2012の第10.3.1.3項を参照）。

3. **セラピーローカリゼーションとチャレンジ：**アプライド・キネシオロジーでは、剣状突起の下にセラピーローカリゼーションを行うことで横隔膜の機能障害を診断できる。横隔膜が機能障害であれば、正常だったインディケーター筋の反応が誘発によって変化する。

すぐに反応が現れないときは、患者はTLを行ったまま3・4回呼吸する。すると、インディケーター筋の反応異常が見られることが多い。

4. **ダイレクトチャレンジ：**横隔膜は、左右の肋骨弓の下に接触することで直接チャレンジできる。検査者は手の尺側端か、曲げた四指の末節骨（頭側から）、または広げた母指（尾側から）を肋骨弓の下へ差し入れ、背頭側へ向けて引いて横隔膜の伸張チャレンジを行う。機能障害があるときは、正常だったインディケーター筋の反応が誘発によって変化する。

横隔膜 **271**

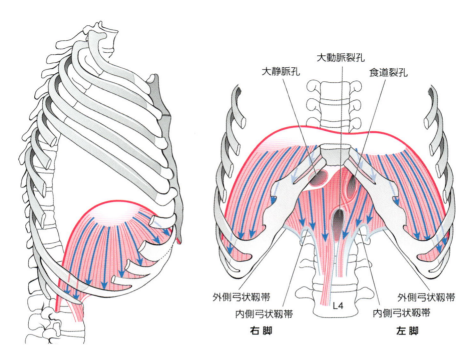

図2.678 横隔膜、解剖図

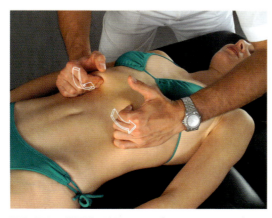

図2.679 横隔膜、肋骨弓でのダイレクトチャレンジ

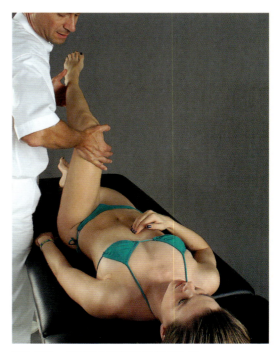

図2.680 横隔膜の機能障害があるときにセラピーローカリゼーションと呼吸を行うと、正常だったインディケーター筋の反応が変化する

よくある関連障害

下部頚椎（C3-5）の機能障害、下部胸椎や上部腰椎のフィクセーションがあると、横隔膜の機能障害が生じる。

横隔膜の機能障害と内臓障害は同時に起こることが多い。肝臓が固着していれば、横隔膜の機能にも問題が生じている。逆流性食道炎では、第一に横隔膜の機能を正常化する必要がある。これは、横隔膜脚が噴門の機能を補助しているからである。

すべての酸素結合障害（酸素飽和度が98％未満）は、肋骨と横隔膜の機能を正常化して治療する必要がある。中枢神経系の繊細な構造（とくに小脳）に機能障害があるときは、その正常化がまず行うべき措置であることが多い。

運動神経支配：横隔神経、C3、4、5
内臓-体壁分節（TSライン）：Th5と6の間
経絡：任脈(CV, Ren)

横隔膜　273

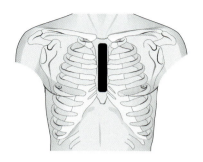

図2.681　横隔膜、神経リンパ反射点（NL）

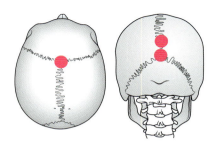

図2.682　横隔膜、神経血管反射点（NV）

頭蓋骨における神経血管反射点

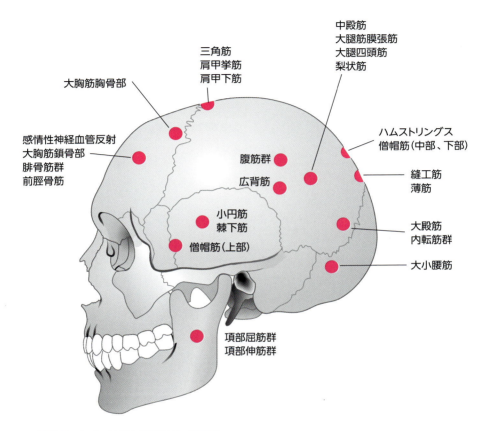

図2.683　頭蓋骨における神経血管反射点、側面図

頭蓋骨における神経血管反射点 **275**

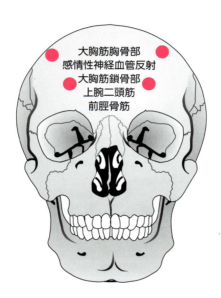

図2.684 頭蓋骨における神経血管反射点、前面図

筋肉の神経リンパ反射ゾーン（前面）

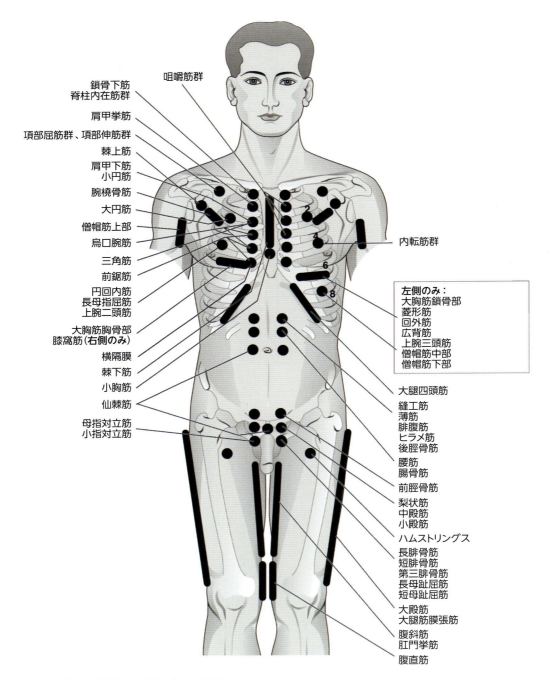

図 2.685　筋肉の神経リンパ反射ゾーン（前面）

筋肉の神経リンパ反射ゾーン（後面）

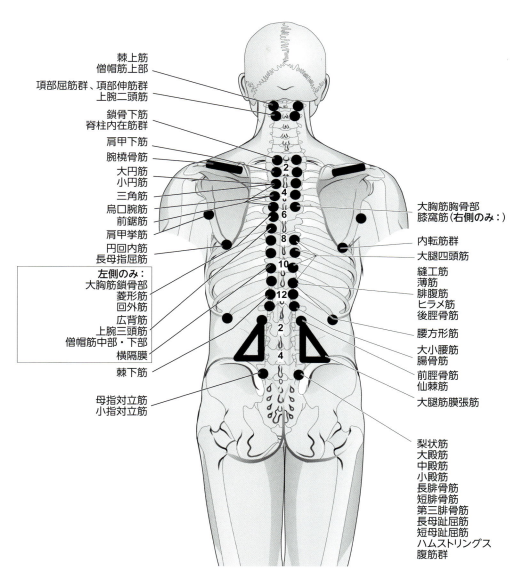

図2.686　筋肉の神経リンパ反射ゾーン（後面）

腕神経叢と圧迫箇所

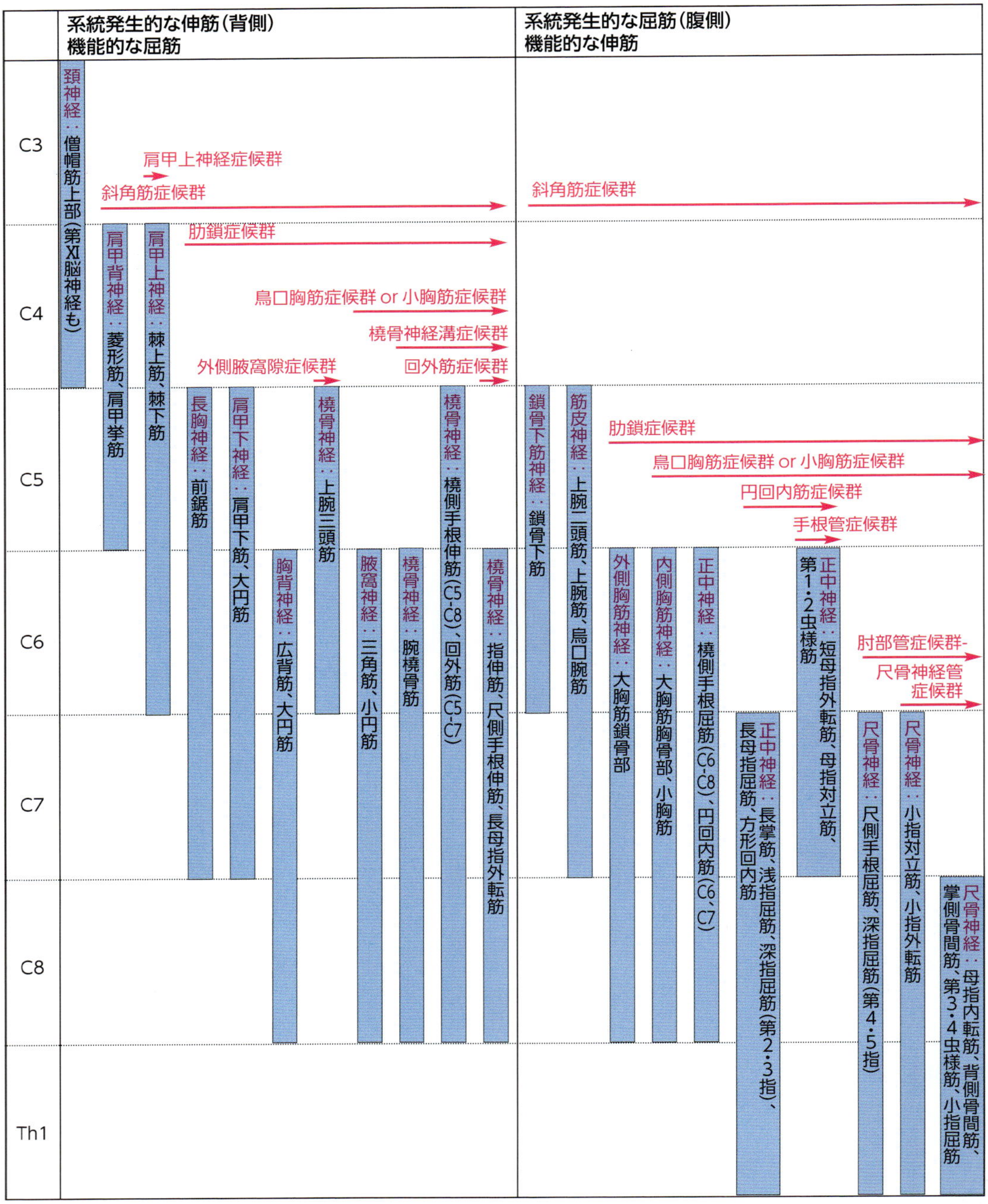

図2.687　腕神経叢と圧迫箇所

腰仙骨神経叢と圧迫箇所

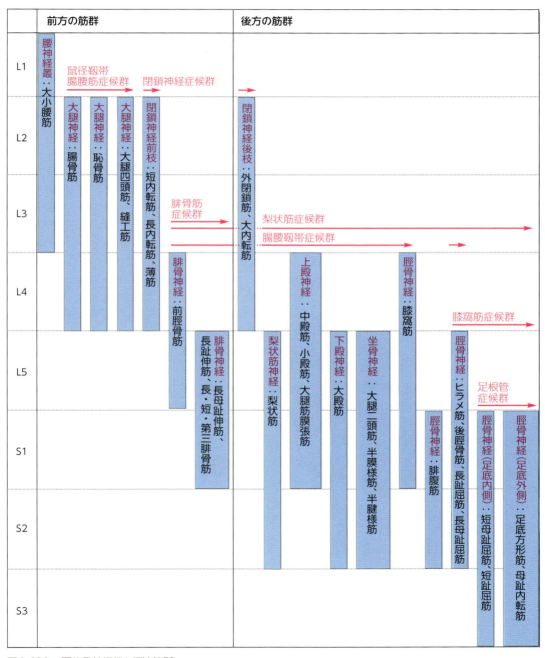

図 2.688　腰仙骨神経叢と圧迫箇所

筋肉 - 内臓（経絡）- 栄養素

表2.7 各筋肉に対する内臓／経絡-栄養素の所属

筋肉	内臓（経絡）	オーソモレキュラー物質
腹筋群	小腸(SI)	Vit. E、酵素、塩酸ベタイン共生生物、L-グルタミン
内転筋群	生殖腺(PC)	Vit. A、B$_3$、C、E、PUFA、Zn、Se、Mg
上腕二頭筋	胃(ST)	ホスファターゼ
烏口腕筋	肺(LU)	Vit. C、E、βカロテン、Se、N-アセチルシステイン
三角筋	肺(LU)	Vit. C、E、βカロテン、Se、N-アセチルシステイン
横隔膜	任脈	
手根伸筋、手根屈筋	胃(ST)	ホスファターゼ、Fe、Vit. B$_5$、PUFA
母趾屈筋（長・短）	足根管	Ca、Mg、Fe、ホスファターゼ、Vit. B$_5$、PUFA
腓腹筋	副腎(PC)	Vit. B$_3$、B$_5$、B$_6$、B$_9$、B$_{12}$、C、チロシン、副腎抽出物
大殿筋	生殖腺(PC)	Vit. A、B$_3$、C、E、PUFA、Zn、Se、Mg
中殿筋、小殿筋	生殖腺(PC)	Vit. A、B$_3$、C、E、PUFA、Zn、Se、Mg
薄筋	副腎(PC)	Vit. B$_3$、B$_5$、B$_6$、B$_9$、B$_{12}$、C、チロシン、副腎抽出物
ハムストリングス	直腸(LI)	Vit. E、Ca、Mg、L-グルタミン
回盲弁(ICV)		Ca、Mg、共生生物、クロロフィル
棘下筋	胸腺(TE)	Se、Zn、Cu、抗酸化物質、免疫促進性植物薬
広背筋	膵臓(SP)	Vit. A、B$_3$、Zn、Se、Cr、Mg、酵素、PUFA
肩甲挙筋	副甲状腺(LU)	Ca、Mg、Vit. D
項部伸筋群	副鼻腔(ST)	Vit. B$_3$、B$_6$、ヨウ素
項部屈筋群	副鼻腔(ST)	Vit. B$_3$、B$_6$、ヨウ素
母指対立筋、小指対立筋	手根管(ST)	Vit. B$_6$、B$_5$、Fe、PUFA、ホスファターゼ
大殿筋鎖骨部	胃(ST)	塩酸ベタイン、緩衝物質、Vit B$_1$、B$_{12}$、Zn
大殿筋胸骨部	肝臓(LV)	Vit. A、ビタミンB複合体、L-グルタチオン、NAC、オオアザミ
小胸筋		抗酸化物質、Vit. A（少量）
長・短・第三腓骨筋	膀胱(BL)	Vit. A、B$_1$、ビタミンB複合体、K
梨状筋	生殖腺(PC)	Vit. A、B$_3$、C、E、PUFA、Zn、Se、Mg
膝窩筋	胆嚢(GB)	Vit. A、βカロテン
円回内筋	胃(ST)	Ca、Mg、Fe、ホスファターゼ、Vit. B$_5$、PUFA
大小腰筋、腸骨筋	腎臓(KI)	Vit. A、E
大小腰方形筋	虫垂(LI)	Vit. A、E、共生生物
大腿四頭筋	小腸(SI)	Ca、Vit. D、ビタミンB複合体、CoQ10、共生生物
菱形筋	肝臓(LV)	Vit. A、C、抗酸化物質
仙棘筋	膀胱(BL)	Vit. A、E、C、Ca
縫工筋	副腎(PC)	Vit. B$_3$、B$_5$、B$_6$、B$_9$、B$_{12}$、C、チロシン、副腎抽出物
前鋸筋	肺(LU)	Vit. C、E、βカロテン、Se、N-アセチルシステイン

筋肉 - 内臓（経絡）- 栄養素　　**281**

表 2.7　各筋肉に対する内臓／経絡 - 栄養素の所属（続き）

筋肉	内臓（経絡）	オーソモレキュラー物質	
ヒラメ筋	副腎（PC）		
胸鎖乳突筋	副鼻腔（ST）	Vit. B_3、B_6、ヨウ素	
鎖骨下筋		Mg	
肩甲下筋	心臓（HT）	Vit. B2、B_3、E、Mg、L-カルニチン	
回外筋	胃（ST）	Ca、Mg、Fe、ホスファターゼ、Vit. B_5、PUFA	
棘上筋	脳（任脈）	PUFA、ホスファチジルコリン、抗酸化物質	
大腿筋膜張筋	大腸（LI）	共生生物、L-グルタミン、Fe	
大円筋	脊柱（督脈）		
小円筋	甲状腺（TE）	ヨウ素、Se、Zn、Mn、Vit. A、ビタミンB複合体、チロシン	
前脛骨筋	膀胱（BL）	Vit. A、B_1、ビタミンB複合体、K	
後脛骨筋	副腎（PC）	Vit. B_3、B_5、B_6、B_9、B_{12}、C、チロシン、副腎抽出物	
僧帽筋上部	眼、耳（KI）	Vit. A、B2、B_3、ビタミンB複合体、バイオフラボノイド、PUFA、Ca	
僧帽筋下部、中部	脾臓（SP）	Vit. C、Ca	
上腕三頭筋	膵臓（SP）	Vit. A、B_3、Zn、Se、Cr、Mg、酵素、PUFA	

略語

A.	動脈		SIG	仙腸関節
C	頚椎		SOT	仙骨後頭骨テクニック
Ca	カルシウム		SRS	脊椎性反射症候群
Cr	クロム		**SRの所属**	脊椎性反射の所属
Cu	銅		Th	胸椎
CV	任脈		TL	セラピーローカリゼーション
Fe	鉄		TrP	トリガーポイント
GV	督脈		V.	静脈
ICR	肋間腔		Vit.	ビタミン
J	ヨウ素		Zn	亜鉛
K	カリウム			
L	腰椎		**経絡**	
LWK	腰椎体		BL	膀胱経
M./Mm.	筋／筋群		GB	胆経
Mg	マグネシウム		HT	心経
N.	神経		KI	腎経
NL	神経リンパ反射点		LI	大腸経
NV	神経血管反射点		LU	肺経
PIR	等尺性収縮後リラクゼーション		LV	肝経
PNF	固有受容性神経筋促通法		PC	心包経
Proc.	突起		SI	小腸経
PUFA	多価不飽和脂肪酸		SP	脾経(膵臓)
S	仙椎		ST	胃経
Se	セレン		TE	三焦経

参考文献

Angermaier, U. S. (2006). Studie zur Sedationsfähigkeit von Magneten. Applied Kinesiology 1(1).

Beardall, A. G. (1980). Clinical Kinesiology, Vol. I: Muscles of the low back and abdomen. Portland, OR, Human Biodynamics.

Beardall, A. G. (1981). Clinical Kinesiology, Vol. II: Muscles of the pelvis and thigh. Portland, OR, Human Biodynamics.

Beardall, A. G. (1983). Clinical Kinesiology, Vol. IV: Muscles of the upper extremities, forarm and hand. Portland, OR, Human Biodynamics.

Beardall, A. G. (1985). Clinical Kinesiology, Vol. V: Muscles of the lower extremities, calf and foot. Portland, OR, Human Biodynamics.

Bennett, T. J. (1977). Dynamics of Correction of Abnormal Function, ed. R. J. Martin. Sierra Madre, privately published.

Bergsmann, O. und R. Bergsmann (1997). Projektionssyndrome. Wien, Facultas.

Carpenter, S. A., J. Hoffman et al. (1977). An Investigation into the effect of organ irritation on muscle strength and spinal mobility. J Clin Chiropractic 2(6): 22–23 und 3(1): 42–60.

Chaitow, L. (1988). Soft-tissue manipulation. Wellingborough, Thorsons.

Dvorák, J. und V. Dvorák (1991). Manuelle Medizin, Diagnostik. Stuttgart, Thieme.

Frick, H., H. Leonhardt, et al. (1992a). Allgemeine Anatomie, spezielle Anatomie 1. Stuttgart, Thieme.

Frick, H., H. Leonhardt, et al. (1992b). Spezielle Anatomie 2. Stuttgart, Thieme.

Garten, H. (2012). Lehrbuch Applied Kinesiology: Muskelfunktion, Dysfunktion, Therapie. 2. Aufl. München, Elsevier Urban & Fischer.

Garten, H. (2016). Applied Kinesiology, Funktionelle Myodiagnostik in Osteopathie und Chirotherapie. München, Elsevier Urban & Fischer.

Garten, H. und G. Weiss (2007). Sytemische Störungen – Problemfälle lösen mit Applied Kinesiology. München, Urban & Fischer.

Gerz, W. (2000). Applied Kinesiology in der naturheilkundlichen Praxis. Wörthsee, AKSE-Verlag.

Goodheart, G. J. (1964). Applied Kinesiology. 20567 Mack Ave., Grosspoint, MI, 48236–1655, USA, privatly published.

Goodheart, G. J. (1965). Applied Kinesiology 1965 Workshop procedure manual, 2th ed. 20567 Mack Ave., Grosspoint, MI, 48236–1655, USA, privately published.

Goodheart, G. J. (1966). Chinese lessons for chiropractic. Chiro Econ 8(5).

Goodheart, G. J. (1970). Applied Kinesiology 1970 Workshop procedure manual, 7th edition. 20 567 Mack Ave., Grosspoint, MI, 48236–1655, USA, privately published.

Goodheart, G. J. (1971). Applied Kinesiology 1971 Workshop procedure manual, 8th ed. 20567 Mack Ave., Grosspoint, MI, 48236–1655, USA, privately published.

Goodheart, G. J. (1976). Applied Kinesiology 1976 Workshop procedure manual, 12th ed. 20, 567 Mack Ave., Grosspoint, MI, 48 236–1655, USA, privately published.

Goodheart, G. J. (1979). Applied Kinesiology 1976 Workshop procedure manual, 15th ed. 20567 Mack Ave., Grosspoint, MI, 48236–1655, USA, privately published.

Hack, G. D., R. T. Koritzer, et al. (1995). Anatomic relation between the rectus capitis posterior minor muscle and the dura mater. Spine 20(23): 2484–2486.

Janda, V. (1994). Manuelle Muskelfunktionsdiagnostik. Berlin, Ullstein-Mosby.

Jones, L. H. (1981). Strain and counterstrain. Newark, American Academy of Osteopathy.

Kendall, H. O. und F. P. Kendall (1952). Functional muscle testing. Physical medicine and general practice, Chapt. XII. New York, Paul B. Hoeber.

Kendall, F. und E. Kendall (1983). Muscle-testing and function. Baltimore, Williams and Wilkins.

Leaf, D. (1979). A valididation study on the effects of music on the muscle strength of the body. Proceedings of summer meeting, International College of Applied Kinesiology, Detroit.

Leaf, D. (1996). Applied Kinesiology flowchart manual. Samoset, MA, MoJo-Enterprise.

Lewit, K. (1992). Manuelle Medizin. Leipzig, Johann Ambrosius Barth.

Lines, D. H., A. J. McMillan, et al. (1990). Effects of soft tissue technique and Chapman's neurolymphatic reflex stimulation on respiratory function. J. Aust Chiropractors Assoc. 20(1): 17–22.

Lovett, R. W. und E. G. Martin (1916). Certain aspects of infantile paralysis with a description of a method of muscle testing. Jama 66(10).

Mitchell, F. L. j. (1995–1999). The muscle energy manual. East Lansing, Michigan, MET Press.

Owens, C. (1937). An endocrine interpretation of Chapman's reflexes. Chattanooga, TN, American Academy of Osteopathy.

Palastanga, N., D. Field, et al. (1989). Anatomy and human movement: Structure and function. Oxford, Butterworth-Heinemann.

Patten, J. (1998). Neurologische Differentialdiagnose. Berlin, Springer.

Rauch, E. (1994). Lehrbuch der Diagnostik und Therapie nach F. X.Mayr. Heidelberg, Haug.

Richardson, C., C. Snijders, J. A. Hides, L. Damen, M. S. Pas und J. Storm (2002). The relationship between the transversus abdominis muscles, sacroiliac joint mechanics, and low back pain. Spine 27(4): 399–405.

Schiebler, T. H., W. Schmidt, et al. (1999). Anatomie, Zytologie, Histologie, Entwicklungsgeschichte, makroskopische und mikroskopische Anatomie des Menschen. Berlin, Springer.

Schmitt, W. H. und S. F. Yanuck (1999). Expanding the neurological examination using functional neurological assessment part II. International Journal of Neuroscience 97: 77–108.

Schupp, W. (1993). Funktionslehre in der Kieferorthopädie. Bergisch Gladbach, Fachdienst der Kieferorthopäden.

Siebert, G. K. (1995). Atlas der zahnärztlichen Funktionsdiagnostik. München, Hanser.

Sutter, M. (1975). Wesen, Klinik und Bedeutung spondylogener Reflexsyndrome. Schweiz Rdsch Med Prax 64(42): 1351–1357.

Travell, J. G. und D. G. Simons (1983). Myofascial pain and dysfunction, Vol. I. Baltimore, Williams & Wilkins.

Travell, J. G. und D. G. Simons (1992). Myofascial Pain and Dysfunction, Vol. II. Baltimore, Williams and Wilkins.

Walther, D. S. (1981). Applied Kinesiology, Vol. I. 275, West Abriendo Av., Pueblo, CO 81004, Systems D. C.

Walther, D. S. (1983). Applied Kinesiology, Vol II. 275, West Abriendo Av., Pueblo, CO 81004, Systems D. C.

Walther, D. S. (2000). Applied Kinesiology, Synopsis. 275, West Abriendo Av., Pueblo, Colorado 81004, Systems D. C.

Weiss, G. (2009). Mechanorezeptoren-Challenge (Reiben) als adäquater Reiz zur Muskelfazilitierung und Differentialdiagnose einer Muskeldysfunktion. MJAK, 38(2): 12–16.

Winkel, D., A. Vleeming, et al. (1985). Nichtoperative Orthopädie der Weichteile des Bewegungsapparates, Teil 2. Stuttgart, Gustav Fischer.

筋肉索引

あ
烏口腕筋　64
円回内筋　190
横隔膜　270
オトガイ舌骨筋　24

か
回外筋　240
外側広筋　202
外側翼突筋　20
外腹斜筋　46
顎舌骨筋　24
顎二腹筋　22
下頭斜筋　148
胸骨甲状筋　26
胸骨舌骨筋　26
胸最長筋　212
胸鎖乳突筋　230
胸多裂筋　218
胸腸肋筋　216
棘上筋　242
棘下筋　128
頚最長筋　212
頚長筋　150
頚腸肋筋　216
茎突舌骨筋　25
頚半棘筋　144
頚板状筋　144
肩甲下筋　236
肩甲挙筋　140
肩甲舌骨筋　26
咬筋　16
後脛骨筋　252
後斜角筋　150
甲状舌骨筋　26
広背筋　138

さ
鎖骨下筋　234
坐骨尾骨筋　56
三角筋後部後部（肩甲棘部）　68

三角筋前部（鎖骨部）　68
三角筋中部（肩峰部）　66
指伸筋　74
膝窩筋　184
尺側手根屈筋　86
尺側手根伸筋　72
小円筋　248
小胸筋　172
小後頭直筋　148
小指外転筋　28
小指屈筋　88
小指対立筋　158
掌側骨間筋　134
長掌筋　162
小殿筋　116
上頭斜筋　148
小菱形筋　210
上腕筋　60
上腕三頭筋　266
上腕二頭筋　58
深指屈筋　94
前鋸筋　224
前脛骨筋　250
浅指屈筋　96
前斜角筋　150
仙多裂筋　218
前頭直筋　150
僧帽筋下部（上行部）　256
僧帽筋上部（下行部）　262
僧帽筋中部（横行部）　258
側頭筋　14

た
大円筋　246
大胸筋胸骨部　168
大胸筋鎖骨部　164
大胸筋肋骨部　168
大後頭直筋　148
第三腓骨筋　178
大小腰筋　192
大腿筋膜張筋　244

大腿四頭筋　202
大腿直筋　202
大腿二頭筋　120
大腿方形筋　196
大殿筋　110
大内転筋　36
大菱形筋　210
短趾屈筋　90
短内転筋　36
短腓骨筋　174
短母指外転筋　34
短母指屈筋　102
短母趾屈筋　98
短母指伸筋　82
短母趾伸筋　78
恥骨筋　36
恥骨尾骨筋　54
中間広筋　202
肘筋　266
中斜角筋　150
中殿筋　114
虫様筋　136
腸骨筋　124
腸骨尾骨筋　56
長趾屈筋　92
長趾伸筋　76
長内転筋　36
長腓骨筋　174
長母指外転筋　32
長母指屈筋　104
長母趾屈筋　100
長母指伸筋　82
長母趾伸筋　80
頭最長筋　212
橈側手根屈筋　84
橈側手根伸筋（長・短）　70
頭長筋　150
頭半棘筋　144
頭板状筋　144

な

内側広筋　202
内側翼突筋　18
内腹斜筋　46
内閉鎖筋　154

は

背側骨間筋　132
薄筋　118
半腱様筋　120
半膜様筋　120
尾骨筋　56

腓腹筋　106
ヒラメ筋　228
腹直筋　50
方形回内筋　188
縫工筋　220
母趾外転筋　30
母指対立筋　160
母指内転筋　44
母趾内転筋　42

や

腰最長筋　214

腰多裂筋　218
腰腸肋筋　216
腰方形筋　198

ら

梨状筋　180

わ

腕橈骨筋　62

領域による索引

頭部

オトガイ舌骨筋　24
外側翼突筋　20
顎舌骨筋　24
顎二腹筋　22
胸骨甲状筋　26
胸骨舌骨筋　26
茎突舌骨筋　25
肩甲舌骨筋　26
咬筋　16
甲状舌骨筋　26
側頭筋　14
内側翼突筋　18

頚部

下頭斜筋　148
胸鎖乳突筋　230
胸多裂筋　218
頚長筋　150
頚半棘筋　144
頚板状筋　144
後斜角筋　150
小後頭直筋　148
上頭斜筋　148
前斜角筋　150
前頭直筋　150
僧帽筋上部（下行部）　262
大後頭直筋　148
中斜角筋　150
頭長筋　150
頭半棘筋　144
頭板状筋　144

肩、上腕

烏口腕筋　64
棘上筋　242
棘下筋　128
肩甲下筋　236
肩甲挙筋　140
広背筋　138
鎖骨下筋　234
三角筋後部後部（肩甲棘部）　68
三角筋前部（鎖骨部）　68
三角筋中部（肩峰部）　66
小円筋　248
小胸筋　172
小菱形筋　210
上腕筋　60
上腕三頭筋　266
上腕二頭筋　58
前鋸筋　224
僧帽筋下部（上行部）　256
僧帽筋中部（横行部）　258

大円筋　246
大胸筋胸骨部　168
大胸筋鎖骨部　164
大胸筋肋骨部　168
大菱形筋　210
肘筋　266

肘、前腕、手
円回内筋　190
回外筋　240
指伸筋　74
尺側手根屈筋　86
尺側手根伸筋　72
小指外転筋　28
小指屈筋　88
小指対立筋　158
掌側骨間筋　134
長掌筋　162
深指屈筋　94
浅指屈筋　96
短母指外転筋　34
短母指屈筋　102
短母指伸筋　82
虫様筋　136
長母指外転筋　32
長母指屈筋　104
長母指伸筋　82
橈側手根屈筋　84
橈側手根伸筋（長・短）　70
背側骨間筋　132
方形回内筋　188
母指対立筋　160
母指内転筋　44
腕橈骨筋　62

胸部
横隔膜　270
胸最長筋　212
胸腸肋筋　216
頚最長筋　212
頚腸肋筋　216
頭最長筋　212
腰最長筋　214

腹部
外腹斜筋　46
内腹斜筋　46
腹直筋　50
腰方形筋　198
腰部‐骨盤‐股関節の領域
坐骨尾骨筋　56
小殿筋　116
仙多裂筋　218
大殿筋　110
恥骨尾骨筋　54
中殿筋　114
腸骨筋　124
腸骨尾骨筋　56
内閉鎖筋　154
尾骨筋　56
大小腰筋　192
腰多裂筋　218
腰腸肋筋　216
梨状筋　180

股関節、大腿、膝
外側広筋　202
膝窩筋　184
大腿筋膜張筋　244
大腿四頭筋　202
大腿直筋　202
大腿二頭筋　120
大腿方形筋　196
大内転筋　36
短内転筋　36
恥骨筋　36
中間広筋　202
長内転筋　36
内側広筋　202
薄筋　118
半腱様筋　120
半膜様筋　120
縫工筋　220

下腿、足
後脛骨筋　252
前脛骨筋　250
第三腓骨筋　178
短趾屈筋　90
短腓骨筋　174
短母趾屈筋　98
短母趾伸筋　78
長趾屈筋　92
長趾伸筋　76
長腓骨筋　174
長母趾屈筋　100
長母趾伸筋　80
腓腹筋　106
ヒラメ筋　228
母趾外転筋　30
母趾内転筋　42

著者：

ハンス・ガルテン
(Hans Garten)

麻酔科医。開業医。鍼治療、徒手医学、オステオパシーを学ぶ。1987年よりドイツ鍼医師協会（DÄGfA）にて後進を指導する。同協会の教育センター元所長。ドイツ・アプライド・キネシオロジー医師協会（DÄGAK）の初代会長。グッドハート博士が創立した国際アプライド・キネシオロジー協会（ICAK）の認定講師（1992年より）。ヨーロッパ、アメリカ、ブラジルなど世界各国で講演、セミナーを行う。

監修者：

坂上 昇 （さかのうえ のぼる）

湘南医療大学 保健医療学部 リハビリテーション学科 理学療法学専攻 専攻長

中尾 陽光 （なかお ようこう）

湘南医療大学 保健医療学部 リハビリテーション学科 理学療法学専攻 講師

下田 栄次 （しもだ えいじ）

湘南医療大学 保健医療学部 リハビリテーション学科 理学療法学専攻 助教

訳者：

長谷川早苗 （はせがわ さなえ）

独日翻訳者。訳書に、『脊椎の機能障害 徒手検査とモビライゼーション』、『人体らせん原理とハタヨーガの融合 メディカルヨーガ』、『筋筋膜トリガーポイント ポケットアトラス』（以上ガイアブックス）、『続・善と悪の経済学 資本主義の精神分析』（共訳、東洋経済新報社）など。

Das Muskeltestbuch
徒手による筋機能マネジメント
筋肉テストブック

発　　　行　2019 年 4 月 1 日
発 行 者　吉田　初音
発 行 所　株式会社 **ガイアブックス**
　　　　　〒107-0052 東京都港区赤坂 1-1-16　細川ビル
　　　　　TEL.03 (3585) 2214　FAX.03 (3585) 1090
　　　　　http://www.gaiajapan.co.jp

Copyright for the Japanese edition GAIABOOKS INC. JAPAN2019
ISBN978-4-86654-008-5 C3047

落丁本・乱丁本はお取り替えいたします。
本書を許可なく複製することは、かたくお断わりします。
Printed in China